中国精准医疗产业研究

彭朝林◎编著

华龄出版社
HUALING PRESS

责任编辑：董　巍

责任印刷：李未圻

图书在版编目（CIP）数据

中国精准医疗产业研究 / 彭朝林编著 . -- 北京：华龄出版社，2019.12

ISBN 978-7-5169-1596-7

Ⅰ . ①中… Ⅱ . ①彭… Ⅲ . ①医疗保健事业－产业发展－研究－中国 Ⅳ . ① R199.2

中国版本图书馆 CIP 数据核字（2019）第 298222 号

书名：中国精准医疗产业研究

作者：彭朝林　编著

....

出 版 人：胡福君

出版发行：华龄出版社

地　　址：北京市东城区安定门外大街甲 57 号　　邮编：100011

电　　话：010—58122241　　传真：010—84049572

网　　址：http://www.hualingpress.com

....

印 刷：三河市华东印刷有限公司

版 次：2020 年 6 月第 1 版　2020 年 6 月第 1 次印刷

开 本：710×1000　1/16　　印张：11.5

字 数：138 千字

定 价：58.00 元

....

目 录
CONTENTS

第八章　我国发展精准医疗产业的路径

参考文献

第一章　探索精准医疗

一、精准医疗的内涵

精准医疗是一种将个人基因、环境与生活习惯差异考虑在内的疾病预防与处置的新兴方法。精准医疗是以个体化医疗为基础、随着基因组测序技术快速进步以及生物信息与大数据科学的交叉应用而发展起来的新型医学概念与医疗模式。虽然精准医疗在国际上有不同版本，但是可以共享一些特性：一是从医疗方式来看，精准医疗是基于对居民患者数据信息的收集，从而做出治疗方案。二是从医疗范围来看，精准医疗不仅仅利用数据信息进行疾病治疗，更是可以做到疾病预防甚至预测。三是从医疗目标来看，精准医疗现阶段目标均聚焦于癌症治疗。四是从医疗机制来看，精准医疗强调对个体疾病分子层面的分析判断。五是从医疗模式来看，精准医疗改变了以往简单式的医患互动关系，强调针对病患全面全程的观察诊断，并提出差异性、个性化的医疗方案。精确、准时、共享、个体化是精准医疗的要素。

美国总统奥巴马曾这样解释精准医疗："把按基因匹配癌症疗法变得像匹配血型那样标准化，把找出正确的用药剂量变得像测量体温那样简单，总之，每次都给恰当的人在恰当的时间使用恰当的疗法。"

在 2015 清华大学精准医学论坛上，清华系中国科学家对精准医学的定义：集合现代科技手段与传统医学方法，科学认知人体机能和疾病本质，以最有效、最安全、最经济的医疗服务获取个体和社会健康效益最大化的新型医学范畴。

精准医疗主要的三个层次

层次	主要技术	内　　容
基础层次	基因测序	精准医疗的基础。无论是细胞治疗还是基因治疗，首先要通过基因测序诊断病情才能设计方案。在实施精准医疗方案过程中，需要大量的细胞和分子级别的检测。
中等层次	细胞免疫治疗	通过对免疫细胞的功能强化和缺损修复，提高免疫细胞的战斗力。这种技术治疗癌症效果好，但操作难度大，对患者身体素质要求较高，难以大面积推广。
最高层次	基因编辑	癌症本质上是人体基因变异导致的细胞分裂失控。基因碱基就是对患者癌变细胞的变异基因进行批量改造，使之成为正常细胞。

二、中美精准医疗的差异

1. 中美精准医疗概念的差异

2015 年 1 月，奥巴马在国情咨文演讲中提及的精准医学，是指根据患者罹患疾病的易感性，所患疾病的病理生理学基础和预后，以及患者对现有的治疗方案的反应，将患者分为不同的亚群。针对特定的亚群，采取相应的预防或治疗性干预措施，从而减少不会受益的人群疾病诊断与治疗过程中的经济负担，节省医疗开支并减少药物不良反应。可见，奥巴马提及的精准医学强调的是基因测序和个性化治疗，"精准医疗"是建立在分子生物学的基础之上，主要应用于那些有遗传信息改变的疾病的诊断和治疗。美国国立卫生研究院院长 Francis S. Collins 认为，精准医学是以个体化治疗为基础，应用基因组、蛋白质组学技术结合患者生存环境、生活方式和临床数据，从而精确地筛选出疾病潜在的治疗靶点，并根据疾病不同的病理生理学基础将患者分类，最终实现针对特定患者制定个体化的疾病预防与治疗方案。临床工作中，根据 ABO 血型系统对患者进行输血是实践精准医学最早的案例。近年来，随着人类基因组序列、蛋白质组学、代谢组学、基因组学等患者个性化检测技术和临床大数据分析技术的迅速发展，精准医学的理念被广泛应用于医学相关领域中。"2015 清华大学精准医学论坛"上中国学者认为，我国的精准医学应结合现代的分子生物学诊疗手段与我国传统医学，在深入研究疾病发生、发展的分子生物学基础上，系统优化疾病防治的理论基础和社会实践活动，以有效、安全的诊疗服务获取个人和社会健康效益的最大化。因此，与美国政府提出的精准医学的概念相比，我国精准医学的概念更为广泛，其着重强调以下两点：

（1）我国的精准医学不应仅仅局限于基因组学、蛋白质组学及代谢组学等分子层面，我国传统医学也应该纳入精准医学的范畴。

（2）我国在开展精准医学的过程中，不应仅仅强调其安全性及有效性，应将精准医学的安全性、有效性、经济学评价、个体和社会效益放在同等重要的位置。

2. 中美精准医疗目标和主要内容之间的差异

奥巴马提出精准医疗的主要目标是为癌症和诸多慢性疾病提供更多、更好的治疗手段，使人类向着治愈上述疾病的目标迈进一步，同时使人类获得自己的个体化信息，为诸多疾病的个体化治疗提供帮助。其主要包括以下三个方面：

（1）招募 100 万名志愿者，在美国建立大样本队列研究，启动"百万人基因组计划"。收集基因组数据与临床信息，深入开展"癌症基因组研究计划"，寻找导致癌症发生、发展的遗传因素。

（2）督促政府建立监管机制，以满足精准医学实施过程中对知识产权、科技创新监管政策的新需求。

（3）加强法制建设，建立和完善有关法律法规，以保证个人隐私和各种数据的安全。

国家精准医疗战略专家组负责人、中国工程院院士詹启敏教授认为，我国精准医学应以提高我国医疗保健服务为目标，旨在全球范围内建立国际领先的精准医学研究平台和保障体系；掌握精准医学发展的核心关键技术；研发一系列具有我国自主知识产权的临床药物及医疗设备；制定一批国际认可的、具有中国特色的疾病诊疗指南和临床路径；显著提升我国重大疾病诊断和治疗的水平，带动我国在生物医药、医疗设备以及健康服务业等方面的发展；进一步加快推进我国医药卫生体制改革和医疗模式变革。其主要内容包括以下六个方面：

（1）建立大样本肿瘤患者和健康人群队列，同时在肿瘤的高发区建立前瞻性人群队列及相关生物样本库。在上述基础上，建立便于大型数据共享和交换的肿瘤数据库系统。

（2）针对影响肿瘤发生的环境暴露因素以及其他高危因素，建立个体化预防的前瞻性人群队列，构建符合我国基本国情的疾病预防模式。

（3）利用基因组、表观遗传组、转录组、蛋白质组和代谢组等技术在分子水平筛选肿瘤标志物，识别具有潜在临床应用价值的肿瘤标志物和生物靶点，并评估其安全性和有效性。

（4）在分子水平筛选出可用于肿瘤筛查和早期诊断的分子标志物，同时筛选出可用于判断肿瘤预后和进行治疗敏感性监测的分子标志物。

（5）利用分子影像学及分子病理学等技术，精确检测肿瘤治疗疗效并筛选出精准的靶向治疗药物。

（6）开展综合分子分型及个人全面信息的肿瘤治疗方案研究。

三、精准医疗与传统医疗的区别

传统医疗"一刀切"治疗，导致较高的用药无效率。

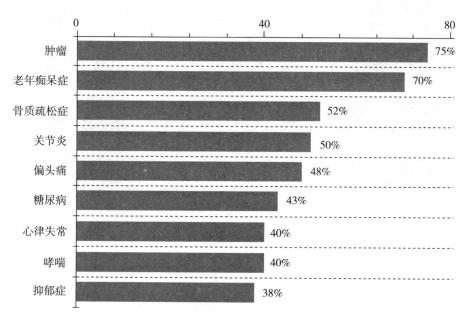

传统医疗用药无效率分析

数据来源：卫生部

传统医学痛点催生精准医疗需求。传统的循证医学是结合临床医生的个人实践经验和客观的科学研究证据，对于症状相同的病人使用相同剂量的同种药物进行治疗，但治疗效果却千差万别。传统治疗方案显示，肿瘤的无效率高达 75%，糖尿病无效率 43%，抑郁症无效率也有 38%。人们逐渐意识到大多数疾病的发生是自身遗传密码和外界环境共同作用的结果。

精准医疗借助可监测的遗传信息和环境信息，针对个体提供定制的优化治疗方案，提升现有治疗水平，并尽量在发病前就有望有效预防。

技术发展促进传统医疗质变，精准医疗四大特点如下图所示：

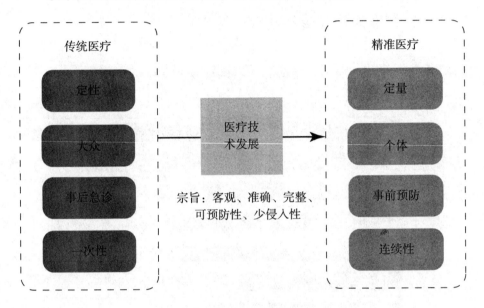

传统医疗与精准医疗对比分析

精准医疗具定量化、个体化、事前预防和连续性四大特点，是对传统医学的重要革新，进一步解决了传统医学的痛点，避免医生由于"只见森林不见树木"导致的过度依赖主观经验、描述和循证医学的大众数据，造成对个体的诊疗有效率低、副作用大、事后举措仓促等问题。精准医疗在提升医疗效率的同时，还可降低不合理医疗造成的高昂费用，具有广泛的社会效益。

四、精准医疗的相关概念和技术

1. 从个性化治疗到精准治疗

21世纪初人类基因组计划完成时提出了个性化治疗这个理念，主要旨在希望用测序得到的遗传标记来判断病人是否对药物有应答,以便针对每个病人进行治疗,然而,疾病往往是多基因的,很难从一个简单的角度判断。2011年,美国国家科学院的研究人员出版了一本题为"走向精密医学:建立知识网络的生物医学研究疾病的新分类"的报告,首次提出精准医疗的概念,提出"新分类学",将在传统的疾病症候之外通过潜在的分子以及其他因素来区分疾病,并提出建立新的数据网络,将治疗过程中的患者临床数据和生物医学研究结合起来。

据美国国家研究委员会的一份报告:"精密医学指根据每个患者的个体特征定制医疗",并不是像字面上意味着为每个病人创建特有的药物或医疗设备,而是指将患者根据对疾病的易感性、疾病的生物机制和预后,对治疗的反应等分类成不同亚群。这样再针对性地进行预防或治疗,减少费用和副作用。概括来说,精准治疗这个概念比个性化治疗更为广泛和全面。

这几年得益于大规模生物数据库的建立(如人类基因组测序),高通量组学的发展(如蛋白组学,代谢组学等),以及各种检测手段的兴起,还有计算和分析大规模数据的发展,精准治疗因此得以飞速发展。

2. 癌症的精准治疗理念

目前精准医疗的主要进展集中在癌症治疗领域。癌症的本质是多基因的遗传疾病,随着肿瘤发展,癌症细胞仍然在不断地进行分裂和增殖积累突变,有高度的异质性,其基因组具有不稳定性。近年来我们意识到癌症的分类按照简单的组织部位是不够的,药物的单一治疗效果也不理想。比起传统的病理报告,基因组测序信息能提供更加精准有效的分型诊断。要理解癌症,我们首先要识别那些导致癌症风险的异常基因和蛋白质,才能更好地进行精确的癌症诊断和开发针对性疗法。目前NCI开展多项临床研究,目标是使癌症的分子表征成为准确的诊断和治疗的临床标准；鉴定和发展可匹配至肿瘤分子特点的疗法，成功地控制疾病。同时还开展基因组学和癌症生物学、免疫学和免疫治疗、癌症成像等方面的研究来配合。

癌症精准医疗需要基因检测和大数据分析来进行治疗用药指导。首先通过基因检测获得患者基因变异的信息，如通过高通量测序方法获得肿瘤 DNA 的突变、基因拷贝数变异、基因移位和融合基因等海量基因变异信息，这个环节的关键是检测技术的精确性及所检测标本所反映信息的全面性。组织样本的主要来源是活检得到的肿瘤组织，缺点是异质性导致信息不全面或者由于动态的肿瘤基因变化导致不准确，目前也有研究利用外周血中的游离肿瘤细胞或肿瘤 DNA 进行测序诊断的。

相关统计数据显示：目前约有 2500 多种疾病已经有了对应的基因检测方法，并在美国临床合法应用，甚至基因检测已成为美国疾病预防的常规手段之一，美国癌症基因组图谱收集了原发性肿瘤手术中切除的肿瘤组织进行 NGS 测序，已经建立 30 个最常见的癌症类型的资料。在我国，华大基因等也积极地开发相应的测序仪器和服务，其单细胞测序技术刚刚获得 FDA 专利。除了 DNA 测序，RNA 测序也是未来重要方向：最新有研究表明前列腺癌患者的 RNA 测序可以帮助诊断和预测哪种治疗方式更适合患者。

测序分析的结果可以用于用药指导：可以测药物反应分子标志，比如药物耐药性、药物代谢等的分子标志。从而预测病人反应，精确指导用药（下文将详细介绍靶向药物和其他疗法）。

总之，测序技术的突破，极大地提升了我们发现肿瘤相关基因突变的能力。大规模的基因突变信息与肿瘤临床表现的相关性分析，可以发现指导抗肿瘤用药的新分子标志，帮助发现哪些特定药物可以用于特定的 DNA 突变组合，从而大大提高用药的效率与效益。

3. 精准放疗和化疗

近距离精准放疗：比如在成像技术进步的辅助下，实现精确定位，比如通过 CT 确定肿瘤和周边组织位置，进行立体三维的放射治疗。

精准化疗药物释放：最新的进展如"智能纳米载药"，在荧光图像的引导下通过近红外激光定点、定时、定量地控制肿瘤部位的药物浓度和局部温度，精确控制化疗药物的释放。

4. 精准治疗其他技术发展

（1）成像技术

在癌症诊断中，最常见的是磁共振成像，PET（正电子发射断层扫描）和 CT 技术。但是受灵敏度限制难以进行早期癌症诊断。未来的发展方向有：标准化成像、图像分析工具的进步，数据处理和计算方法的发展，以及其他数据来源结合进行临床验证等。海内外最新的研究进展有利用高分辨率的光声层析成像发现早期癌症细胞；放射性药物激发荧光成像提高灵敏度到 2mm，非常利于早期诊断；限制光谱成像，更为精确的定位肿瘤组织；利用荧光显微镜实时观测活细胞中药物的作用情况，从而筛选出潜在药物，加快药物研发；双重追踪体内受体浓度成像技术。基于分子成像的新算法是挑战、展望未来，高精度灵敏度的成像技术不仅会在癌症的早期诊断中发挥作用，还可以运用于其他疾病的精准治疗中。

（2）组学发展

除了前面提到的高通量测序技术，组学发展也是重要的部分，包括转录组学、蛋白组学、代谢组学、代谢通量组学等。

（3）代谢组学

通过质谱和核磁共振分析，可以得到不同表型疾病的代谢物情况，一般指分子量小于1000，包括糖、氨基酸、脂质、有机酸等。代谢物直接表现疾病状况，放大了基因结果，并且种类数量远少于基因和蛋白数目。代谢物谱和基因组学，转录组谱类似，被认为是非常接近疾病表型的。癌症发展中代谢途径往往会改变，这和抗药性也有密切的联系。目前多种癌症都有一些代谢组标志物诊断方法。基于代谢物的研究主要有：正常组织和肿瘤组织代谢物比较，示踪剂标记的代谢物成像，不同阶段的体液检测。还有许多潜在的代谢生物标志物，需要进一步的评估和验证。未来发展方向是建立可重复的、廉价的代谢物分析方法，和其他组学结合起来方便诊断。总之代谢物特定的癌症诊断和治疗仍然具有挑战性。

五、专家论精准医学

国家卫生计生委科教司秦怀金司长在清华大学首届精准医学论坛上表示，国家通过组织专家论证和讨论，一致认为现在开展精准医学研究是我们整个医学界的重大机遇，抓住这个机遇，按照中国的需求，提出有中国特色的研究和计划，搞好顶层设计，并进行系统谋划。精准医学的目标是要解决中国老百姓的健康问题，并推动我们国家整个生物医药产业的发展，同时充分考虑法律法规制度环境。精准医学系统整合现代科技手段与传统医学方法，一方面致力于科学认知人体机能和疾病本质；另一方面优化健康促进、疾病防治的策略、路径、方法。最终实现有限的卫生资源投入获得最大的群体健康效益。

国家精准医疗战略专家组负责人、中国抗癌协会副理事长、北京大学医学部主任、中国医学科学院副院长、中国工程院院士詹启敏指出：未来，精准医学将关注六大方向。一是阐释疾病发生发展机制；二是提供标志物和肿瘤早期诊断；三是对靶向药物有效治疗疾病的研究；四是分子分型及分子分期对于个体化的治疗和预后判断；五是分子流行病综合性防控措施；六是医学与材料、工程、信息等学科的交叉研究。

中国工程院院士、中国医学科学院院长曹雪涛在 2015"精准医疗与基因测序大会"发言中提出，"中国版"精准医学既要把握国际发展大势，更需要结合中国国情，对"精准医学"有所改良和改进，在世界医学竞争中占领发展先机。曹雪涛表示，随着测序技术成本的不断下降和生物大数据技术体系的进步，人们有机会对多种疾病实现精确诊断、精准分型、精准治疗，甚至针对病情发展的不同阶段，及时设计和调整治疗方案。同病异治、异病同治是我国传统医学的精髓，这与精准医学哲学理念相通，当前要通过基因测序技术作为手段，去进行较以往更加精确的临床实践。曹雪涛说，建立有中国特色的精准医疗，要在医疗产品方面实现国产化，整合应用临床研究队列和生物样本库等资源，形成协同创新模式。要整合各团队技术优势，将"精准医学"上升为中国医学界集体攻关领域。当前，美国精准医学主要瞄准乳腺癌、白血病等癌症领域，我国则应根据本国疾病谱，拟定"中国版"精准医学疾病范畴。曹雪涛表示，当前精准医学更多侧重于基因测序技术和能力，但尚有许多具体工作需要战略布局与长期努力。如疾病的发生、发展涉及基因之外的多层面因素；环境与人体健康的关系相当密切，除测序技术外，表观遗传学、蛋白质修饰等层面的因素也需作为技术手段，融入"中国版"精准医学计划。同时，精准医学不应仅仅局限于精准医疗，还要扩展至疾病预防等领域。

中国工程院院士、上海交通大学医学院附属第九人民医院院长戴尅戎认为，精准治疗既是一种理念，一种策略，也是一种发展模式，其内涵将不断扩大、修正和深化。精准医疗作为一种医学理念，一个努力方向，是值得鼓励和强调的。

原第二医科大学校长、世界卫生组织医学官员王一飞教授曾指出，医学面对的不单纯是疾病，而是一个活生生的人，患病的人，渴望健康的人，有不同心理状态、精神特质、宗教信仰、生活方式、行为习惯的人。因此，单靠基因策略并不能满足"生物—心理—社会"医学模式的需求，它只是多种医学模式中的一种，虽然它能对医学进步发挥很大的作用，但并不是全部。

全国药物基因组学专业委员会主任贺林院士向"精准医疗"泼了几点凉水，他着力强调"精准医学不应泛用也不应滥用"，他对精准医学成为 2015 年最热到发烫的词汇表示忧思，中国应合理地推动精准医学的稳健发展。

我国精准医疗先驱，中国工程院院士、中南大学湘雅医院临床药理研究所所长周宏灏解释说，用基因测序的方法找到癌症患者基因突变的靶标，再辅以有针对性的化疗药物进行"精确打击"，然后通过疗效监控标志物精准跟踪治疗效果，以便随时调整治疗方案，这就是现在典型的精准医疗治疗肿瘤的全过程。当代精准医疗发展的基础，是建立大量人群的全基因组数据库。新一代科学家将开发创造性的新方法来检测、测量和分析范围广泛的生物医学信息——包括分子、基因、细胞、临床、行为、生理和环境参数。在大数据库的基础上，才能推动人类对疾病的理解，如疾病的起源和发病机制、预防和治疗，为精准医疗奠定广泛而坚实的基础。周宏灏强调，"精准医疗"作为医学的未来发展方向，是整个人类在基于现有基因科技、生物信息学高度发达的情况下开拓出来的一个医疗新领域，是人类医学的变革。

北京清华长庚医院执行院长董家鸿认为，精准医疗就是以科学的方法，选择适应的诊疗，达到医疗资源损害最小化、医疗耗费最小化、病患康复最大化的目的。

北京大学第一医院院长刘玉村看来，精准医疗的核心就是个性化的治疗。"某一个人得的肺癌，和另一个人得同样的肺癌，两个人的年龄、综合背景都不一样。每个人的特质都不一样，决定了用同样的方法治疗同样的疾病在不同人身上会产生不同效果。现在能不能找到一个最佳的效果，就是所谓的精准。"刘玉村认为，精准靠的是对个体的绝对细致的分析，得到大量数据，再回过头去进行分析。这个过程需要理论、需要技术、更需要具体落在病人身上的措施。

中国科学院北京基因组研究所原副所长于军认为，精准医疗是以个体化医疗为基础，随着基因组测序技术的发展以及生物信息与大数据科学的交叉应用而发展起来的新型医学概念与医疗模式。其本质是通过基因组、蛋白质组等组学技术和医学前沿技术，对于大样本人群与特定疾病类型进行生物标记物的分析与鉴定、验证与应用，从而精确寻找到疾病的原因和治疗的靶点，并对疾病不同状态和过程进行精确分类，最终实现对疾病和特定患者进行个体化精准治疗的目的，提高疾病诊治与预防效益。

北京邮电大学教授康桂霞认为，精准医疗是一个美好的蓝图，通过精准分析和治疗可以让人类健康更有保障，"每个人活100岁都不是梦"。

南昌大学医学院李振山认为应从三方面来看美国的精准医疗计划：美国的医疗系统相对比较完善；生物医学研究的成果转化普遍；精准医疗能够解决当前美国疾病诊疗中重要的问题。精准医疗中的诊断成本仅占医疗成本的不到5%，却可以影响近70%的治疗成本。

中科院生物技术专家委员会主任委员杨胜利认为，与精准医疗密切相关的生物大数据、再生医学、免疫治疗、移动医疗等产业也陆续成型，为中国的精准医疗奠定了基础。

　　深圳市众循精准医学研究院院长、罗湖医院集团副院长吴松认为，精准医疗包括精准诊断和精准治疗两部分，精准诊断即以基因检测为核心的分子诊断技术，在精准诊断之后还需要"精准治疗"，主要是靶向治疗，包括分子靶向药物、抗体药物、细胞免疫治疗、干细胞治疗等。精准医疗应用广泛，特别是在遗传病、复杂性疾病、肿瘤的治疗、药物基因组学研究等领域。

第二章　探索中医精准医学

一、专家论中医精准医学

在第三届中医科学大会上，2004 年诺贝尔化学奖得主阿龙·切哈诺沃说："中医已经成为一门科学，中西医结合可促进精准治疗。"这与 2006 年诺贝尔生物学得主克雷·格梅洛、2008 年诺贝尔化学奖得主马丁·沙尔菲的观点不谋而合。三位诺奖得主一致认为，中医的精准医学内涵正在日益丰富，中医的现代化与科学化是发展趋势。

英国代谢组学之父尼科尔森认为，中医体现精准医疗精神，中医是观察精准医疗另一非常有趣的角度。因为中医是一个系统的疗法，主要关注复杂因素的相互关系，包括不同器官之间的相互影响。

中国工程院院士、中国医学科学院院长曹雪涛认为，精准医学和我们老祖宗提出的辨证施治、同病不同治，或者是同人不同治这些理念是相通的。

国医大师王琦教授指出，精准医学与传统中医药的因人、因地、因时制宜，辨证认识的理念一脉相承。

生物芯片北京国家工程研究中心主任、中国工程院程京院士谈精准医学："中国医学是不可或缺的瑰宝。中国医学发展到今天，在医学和技术上已积累了许多有用的成功经验，中医就是其中之一，应该有自信和定力。面对国际上出现的新鲜事物和技术，不能简单盲目跟风、一味照搬国外的医学模式，毕竟中国只是一个发展中国家，需要考虑自己的综合国情。在我看来，精准检测和精准调理尤为重要，充分体现了中医'治未病'的预防理念。"程京认为"相对于'精准医疗'，我更愿意用'精准医学'来翻译。"程京指出，中医将疾病划分为未病、欲病和已病。这样科学的划分，可以把各个不同的部分都突显出来。"精准医疗"对应的是已病，指如何对已经发生的疾病进行准确诊断和治疗。而精准医学关注的应该是人类的未病、欲病和已病。"程京指出，中国医学重视对"未病"的预防和"欲病"的干预，重视精神或情志调节对身体的影响，这些理念"让国外系统生物学领域的鼻祖都很惊讶"。"我们现在就要借助最新的工具和手段来对其进行分析和解释，对它加以提升"。

原上海中医药大学校长、中科院陈凯先院士表示，中医的个性化治疗理念非常超前，整体观念、以人为本、辨证论治等更彰显了同病异治、因人而异、因病程而异的个性化治疗的追求。

上海市卫生计生委科教处处长张堪表示，传统的中医对疾病和健康的看法是现代的，甚至是后现代的。整体观和个体化、动态化的辨证论治是中医的核心，也是中医在探索精准医疗中的优势。

华大基因股份有限公司 CEO 尹烨表示，对精准医学，中国不应该盲目跟风，要有自信，有更多自己的声音。精准医学提出的几个理念，在中国传统医学中早已存在。如个体化诊疗，在《黄帝内经》中叫作辨证施治；免疫疗法，就是扶正祛邪，如此等等。中西医之间在"道"的层面是完全站在一起的，在"术"的层面，西医更要出色，但精准医学并没有脱离中国传统医学的理念。

二、中医精准医学观

我国传统医学蕴含了朴素和深刻的精准医学理念。中医理论博大精深，其中的辨证施治、同病异治、异病同治等理念即是典型的精准医学理念。客观地依症状、体征辨证，准确地依证用药遣方，辨证论治，在中医界，是自古以来中医学家们一直恪守的行医准则，也是中医学区别于西方医学最重要的特征。从这个意义上说，中医学离"精准"的目标更近些。两千年前的《黄帝内经》已经对"未病"和"已病"的概念做出清晰记载和明确注释。对未病的精准预防和调理，对欲病的精准检测和干预，以及对已病的精准诊断和治疗，可以很好地诠释我们现在所说的精准医学。"精准医疗"最为核心的一条作用是：人们有望被告知未来可能会患某些疾病，从而能更好地预防；这与中医"治未病"的预防理念有异曲同工之妙。

南京中医药大学周荣易等对精准医学与中医学进行了详细论述。

精准医学与整体观念。整体观念是中医学的一个基本特点，是中医学关于人体自身的完整性及人与自然、人与社会的统一性的认识。整体观念认为，人体是一个由多层次结构构成的有机整体，构成人体的各个部分之间、各个脏腑形体官窍之间，结构上不可分割，功能上相互协调、相互作用，病理上相互影响，诊治上相互呼应。精准医学的研究是个人的整体性研究及人群的整体性研究，这对疾病的认识符合人体自身的整体性及人与自然、社会的整体性的观念。精准医学与中医学虽然在对疾病的认识上采用不同的方法，但殊途同归，从整体角度出发是未来对疾病认识的必然趋势。在疾病的治疗上，整体观念要求从整体出发，"法于阴阳，和于术数"，不同时间、不同地域、不同的人会发生不同的疾病，在疾病的认识和治疗中要因时、因地、因人而异。精准医学要求对疾病的认识和治疗要精确、准时，全球范围内人类种族不同、生活的纬度不同，气候环境差异巨大，若要做到精确，只有从整体出发，研究不同地域、不同种族、不同生活习性的人群，才能做到"对合适的患者，给予合适的治疗"。准时则更要求在疾病的治疗中要三因制宜，不同的季节、不同地域的人群会发生不一样的疾病，只有从整体把握，才能做到"在合适的时间出现在合适的地方"。精准医学和整体观念的目标相同，都以把握整体、认识整体为最终目的。

　　精准医学与辨证论治。辨证论治是中医的一大特色，是中医学术特点的集中体现。辨证即是综合运用中医四诊方法获得有关疾病的客观资料，运用中医理论进行分析，综合判断疾病的病因、病位、病性、病势等。论治是在辨证的基础上，根据病人不同的症状体征，归纳为不同的症候，采用不同的治法方药。《伤寒杂病论》中"观其脉证，知犯何逆，随证治之"是辨证论治、个体化治疗的高度概括。辨证论治是最直观接近精准医学的中医理论，可以说是精准医学的中医语言表达，两者有诸多吻合之处。辨证论治更是将个体差异观念深入到辨证与治疗的每个阶段，辨证施治强调个体差异，每个人的体质不同，疾病的病因、病机、发展转归不同，因而需要个性化治疗、因人而异、因病而异、因证而异、因时而异。个体差异是精准医学和辨证论治共同强调的个性化医疗的基础。个体化医疗是精准医学的四要素之一，也是精准医学的核心内容。辨证论治则是个体化医疗的践行者，同病异治、异病同治理念是个体化医疗的典型代表。同一种疾病，因其发生的时间、地域及发病个人的不同，疾病的病因、病位、病性及病势等也会有相应的差异。因此对于同一种疾病，辨证论治不仅要求辨病，还要求辨证。个体化医疗是精准医学的要求和目标，而中医则在辨证论治理论的指导下践行了 2000 多年，从个体医疗角度而论，中医学更接近于精准医学。

精准医学与中医治未病。精准医学四要素之一强调"准时"，即医疗要在合适的时间出现在合适的地方。"准时"这一要素体现的是预防医学和预测医学的重要性。当前人们普遍存在重治疗而轻预防，重疾病而轻预测的现象，精准医学强调这一要素，正是要求未来医学的发展要重视预防和预测，防患于未然。在 2000 多年前，中医就有"上工治未病"的理念，并有诸多预防养生之法以保生长全，如《素问·上古天真论》云："夫上古圣人之教下也，皆谓之虚邪贼风，避之有时。恬淡虚无，真气从之，精神内守，病安从来。"精准医学与中医学均蕴含预防医学与预测医学的理念，精准医学的"准时"是建立在基因、组学的基础之上，中医治未病理念则是在整体观念和辨证论治理论的指导下实施，精准医学的"准时"较治未病理念更加具体翔实，操作性更强，但从理念而论，二者又殊途同归。将精准医学"准时"要素与中医治未病理念相结合，从微观研究到宏观把握，对疾病的发生发展进行合理的预测，从而造福人类的健康。可以预测，未来医学的发展，预防医学和预测医学必然会得到更大的重视，精准医学与中医治未病相结合，可以扭转当前重治疗而轻预防、重疾病而轻预测的现象。

精准医学与中医体质学说。个体化医疗和准时是精准医学的基本要素，中医体质学说则是个体化医疗和预防医学理念的结合代表。体质是决定人与人之间个体差异的前提，体质是决定个体健康与疾病的基础与条件，根据体质特征寻找发病规律，进而指导临床疾病的预防和治疗，这与精准医学发展趋势是一致的。中医体质的概念是中医理论的重要组成部分。中华中医药学会发布的《中医体质分类与判定》，将体质分为平和质、气虚质、阳虚质、阴虚质、痰湿质、湿热质、血瘀质、气郁质、特禀质九个类型。中医的"治未病"理念就是根据个性化体质实施治疗方案。基于"体质可分""体质可调""体病相关"的理论，程京教授团队和王琦教授团队合作开发出了基于中药配方的体质调理饮品，从调养人体体质状态入手，通过对偏颇体质（除平和质外）做纠正，来改善不同体质和人群的健康状态。精准医学与中医治未病殊途同归，那么中医体质学说作为中医治未病的重要依据和中医个体化医疗的基础，必然与精准医学具有一致性。中医体质学说是对精准医学基本要素的中医翻译，体质学说是"中国式的精准医学"。

三、精准健康管理

精准健康管理，是在"精准医学"大背景下，以基因检测和中医"治未病"为指导的健康管理新方式。这种融合东方的实践养生与西方的实验医学的健康管理理念、模式、方法，顺应"互联网＋健康"的趋势，在开放、共享的平台上将更为便捷。

中国"干细胞"之父、中科院院士吴祖泽于 2016 年 6 月 18 日在"中国首届精准健康管理高峰论坛暨精准健康管理分会成立大会"上表示："精准健康管理是建立在个体基因检测的基础上的。结合健康体检尤其是免疫细胞功能检测、健康档案、生活方式、动态监测和大数据分析解读等，对个体和不同人群提供精准健康评估、干预、督导、健康教育管理服务，推动经典的健康管理上升至精准健康管理新的高度。"

国家卫计委发言人毛群安司长表示，近年来，我国健康教育和健康促进各项工作稳步推进，取得了显著成绩，但仍面临严峻挑战：人口老龄化和慢性病井喷趋势日益严重，我国居民健康素养依然较低，因此，我们迫切需要一种针对全人群、以预防和控制疾病危险因素为核心的新型健康服务模式。

改革开放 30 多年来，我国慢性病发病出现的大幅攀升，跟人们自我健康管理的理念淡薄以及政府、社会和行业对"治未病"的重视程度不足密切相关。

根据 WHO 的调查显示，要达到同样健康标准，所需的预防投入与治疗费、抢救费比例为 1：8.5：100，也就是说预防上多投入 1 元，治疗就可少花 8.5 元，并节约 100 元抢救费。因此，程京认为："中国人从'温饱'走向'过饱'，生活环境和社会生活行为出现大幅改变，然而自我健康管理的理念还很淡薄。只有让精准医学在治未病方面发挥作用，才能提升全民的健康水平。"

四、中药基因研究现状

中药研究全面进入基因组学时代。中国中医科学院中药研究所所长、世界卫生组织传统医学合作中心主任、欧亚科学院院士陈士林在国际上首创基于 ITS2 的中药材 DNA 条形码鉴定技术体系，从基因层面解决传统中药材物种鉴定的难题；完成了丹参、赤芝、紫芝等全基因组图谱，奠定本草基因组学基础。repo 技术已成功鉴定细辛、蒲公英、龙胆草、人参及西洋参等药材。按照中国工程院院士肖培根的说法，丹参基因组的研究，通过基因层面揭开道地药材的神秘面纱，掌握道地药材基因密码，解读丹参遗传信息的"无字天书"，进而在新品种培育中保持药材的"道地血统"，将使得药品疗效更好，质量更优。随着中药基因组学的发展，基于基因芯片技术平台，可应用于基因表达谱分析、新基因发现、基因突变、多态性分析及监测基因组整体转录表达情况。其中，表达谱芯片技术在中药研究领域的发展尤为迅速，利用这项高通量的现代化检测手段，可进行中药的各项研究，包括中药成分鉴定、中药作用靶点、中药有效部位、新药开发等得以快速的发展，并且为探索中药作用靶点、药物筛选、中药成分鉴定、道地药材鉴别等现代中药研究开辟了崭新的领域。

五、中医药是建立中国特色的医药卫生体系与国民健康保障体系的战略基石

中国社会科学院经济研究所研究员陈其广认为，建设具有鲜明中国特色的医药卫生体系与国民健康保障体系是一项非常必要和极其紧迫的重大国家战略，而唯有中医药才是成功建设这两个体系的战略基石。理由如下：

1. 经济分析：承受力约束刚性和效益有利性

当前，国民医疗保障已成世界性执政难题，关键在于：无论采用何种支付方式，只要无法有效控制医药费用吹气泡式的膨胀，现有医保体系的各类支付主体都将难以承受持续增长的医药费用负担，从而迟早引发政治和社会问题。而我国当前以至今后相当长一个时期内的经济状况都必定无法承受照搬国外所谓"现代先进医药模式"将造成的巨大支付压力。

随着我国老龄人口比重的持续增大，今后可预见时期内医保费用的缴用矛盾将会逐渐突出，医药费用的绝对增长所带来的支付压力必将更加巨大。以美国为典型的用"尖端的理化检查设备、巨资研发的各类新药和层出不穷的手术新方法"作为技术支撑的高成本的所谓"现代先进医药模式"，绝非当前乃至今后相当长一个时期内我国经济发展水平和人民收入水平所能承受。我国不应该也不可能有足够的经济能

力来追随、抄袭西方发达国家这种将医药垄断企业利益隐身于"高科技"之后的医疗模式。这是经济分析的必然结论。

2. 技术分析：有效性和合理性都是硬道理

中医药自古至今都是养护健康、防治疾病的有效手段。中医药是中华民族用数千年时间和亿万人生命实践不断发现、创造、积累、检验和完善所形成的关于认识生命、健康和疾病的本质和表象，把握整体和局部的相互作用，正确认识和处理人与自然、人与人以及人体自身各个部分间的关系，协调运用外部和自身力量来养护健康和防治疾病，从而使人类能与其赖以生存的周边事物和环境有序、和谐、可持续发展的一个原创、独立、完整的知识理论和方法技能体系。中华民族能 5000 年来生生不息、日渐强盛，中医药的确功不可没，任何尊重事实的人都无法辩驳。

非但如此，即便是对各种化学污染造成的生理疾病和因生活工作节奏加快、人际竞争激烈造成的心理疾病此两大类所谓"现代疾病"，如若民众都能理解和把握中医药重视"治未病"，强调"食饮有节、起居有常""性命双修、形神共养"的特点，从注重饮食起居和精神调养等方面做起，现代疾病的危害就可能在相当程度上被控制在萌发阶段。传统中医药在当代依然有勃勃生机、依然可以祛病强身、保家卫国的事实，不仅从广东用中医药方法防治 SARS、北京用古方研发治疗甲流新药等防治当代重大流行疫病的成果中得到明证，甚至在救灾抢险应急场合运用中医药简易方法有效防治了部队群体伤病的事例也绝非仅有。认定中医药是当代乃至今后人类防治疾病、养护健康的有效手段言之有据。

3. 应用中医药养身健体、防治疾病是人类合理的上佳选择

中医药学信守"天人合一""天人相应"，强调养生——防重于治，

强调辨证施治——着眼整体调整，强调"固本培元""扶正祛邪"——保护和增强患者自身内在的抗病机能。

对生理上的"弱势群体"，中医药优势更加明显。如能及早普及中医药服务，婴幼儿就能较少受到抗生素、激素的早期危害，有利于其自身免疫系统的正常发育成长，而老年人也能更多利用生命的"自组织、自演化、自适应、自稳态和自调解"功能，即便是"带病生存"，也总比动辄施行各类外科手术和放化疗更合乎天道人情。对于老年病、慢性病，应用中医药结合中国传统特色食疗、心疗等方法，其优越性更是无与伦比，为有效化解我国老龄化社会医疗保障重大难题提供了"定海神针"。

4.普及中医药服务可以明显提高医药卫生领域的社会经济效益

"简便验廉"是中医药特色优势。甘肃省在决定医改方针时所强调要"用最简单的方法解决最基础的问题，用尽可能少的费用维护居民健康，走中医特色的医改之路"。卫生部门的统计表明：即便是在需求旺盛导致中药材价格持续提升的情况下，全国平均而言，和以西医药为主体的综合医院相比，中医院的门诊人均次和出院人次的医药费用仍然要低20%左右。由于大力推广中医药服务和惩处过度医疗并举，甘肃省中、西各类医院合计的此两项费用比全国平均要低40%—50%。用2010年和2011年两年可获得的数据进行保守推算，结果是：如果全国除甘肃和西藏以外的所有省、自治区、直辖市都能把此两项费用降低到甘肃已经达到的水平，那么全国一年节约的医药费用很可能达到甚至超过5500亿元。按照2011年的推算数据，仅这笔费用就可单独满足5亿户籍人口一年的门诊和住院医药费用！对一个13亿人口的国家，这一推算结果无疑令人惊喜和感叹！

5. 中医药符合未来医学的发展方向

世界卫生组织关于 21 世纪医学发展方向的归纳准确表达了有关认识，即：应该从疾病医学向健康医学发展，从重治疗向重预防发展，从对病原的对抗治疗向整体治疗发展，从对病灶的改善向重视生态环境的改善发展，从群体治疗向个体治疗发展，从生物治疗向身心综合治疗发展，从强调医生的作用向重视病人的自我保健作用发展，从以疾病为中心向以病人为中心发展。传承千年如今依然活跃的中医药从理论到实践无疑是当今世界各个医药学体系中最为符合上述八个发展方向的。

国家中医药管理局副局长于文明在 2016 年 12 月 2 日举办的"2016 健康中国与中医药发展高峰论坛"上表示，中医药服务正由主要提供医疗服务向提供"医疗、预防、保健、养生、康复"于一体的全链条服务方向发展，未来将以疾病为中心向以健康为中心发展。互联网时代中医药产业升级将助力精准医疗的发展。

第三章 国外精准医疗发展

欧美国家的精准医疗主要集中于恶性肿瘤的早期诊断和治疗，在非小细胞肺癌、乳腺癌、结直肠癌等疾病上已有一些临床实践。基于个体基因检测的肿瘤个体化治疗也逐渐成为重要的趋势，大多围绕最难治愈的肿瘤、白血病基因测序和治疗开展。

一、美国精准医疗发展

1. 美国精准医疗的宗旨

❖ 更好地了解癌症：NCI 将设计更快更有效的癌症检测手段，以个性化癌症治疗为基础，扩大临床癌症试验，进行癌症探索，并在全国范围内建立"癌症知识网络"，及时分享创新技术，推动科学的发展。

❖ 鼓励国民自愿参与：NIH 与其他机构和相关公司合作，发动 100 万人甚至更多的美国人自愿参与到"精准医疗"项目中来。这个雄心勃勃的项目将充分利用现有的创新研究模式，鼓励多个学科的科学家共同参与，运用创造性思维，产生最新的见解。ONC 将发布操作标准和要求，确保患者、医生、社区直接数据能安全交换。

❖ 全面保护个人隐私：为保护个人隐私，白宫将与 HHS 及其他联邦机构一起出台一项与多方利益相关的政策法案。该法案将征求病人、生物伦理学家、人权维护者、技术专家多方意见，从而解决精准医疗计划中涉及个人隐私和数据安全的法律和技术问题。

❖ 推动现代化管理：审查现行的管理方案，以确定其是否适用于这一新的研究和管理模式的发展。FDA 将开发评估高通量测序技术的新方法，有助于促进基因测序技术的创新，并揭示哪些基因突变会影响病情，同时确保检测准确可靠。

❖ 号召各方共同努力：奥巴马政府将加强现有的研究团队、病人群体及私营企业的合作，扩大癌症基因组研究所需要的基础设施及形成百万志愿者队伍，政府将号召各方面的研究人员共同努力。政府会仔细考虑精准医疗的各方面，包括规范的监管制度以确保志愿者有权访问自己的健康数据，获得安全准确的分析服务。除了治疗疾病，还能进行个人和家庭的健康管理。

美国精准医疗的短期目标：鉴定新的癌症亚型，与药厂等私人部门合作测试精准疗法的临床效果，拓展对癌症疗法的认识。

美国精准医疗的长远目标：将精准医疗逐步覆盖到其他健康和疾病相关的所有领域，实现健康管理。

2. 美国精准医疗发展历程

1987 年，美国癌症研究所成立了联合人类组织样本库。

1999 年，美国癌症研究所、美国疾病预防和控制中心和 CHTN 共同筹建国际生物和环境资源协会，其服务范围包括动物样本库、环境样本库、人体样本库、微生物菌种保藏、博物馆、植物、种子样本库等。

2011 年，美国科学院、美国工程院、美国国立卫生研究院及美国科学委员会共同提议"走向精准医学"。同时美国国家智库报告《走向精准医学》发布。

2015 年 1 月，奥巴马在国情咨文演讲中宣布了新的项目——精准医疗计划。

2015 年 2 月，白宫官网发布精准医疗计划的相关细节。该计划将加快在基因组层面对疾病的认识，并将最新最好的技术、知识和治疗方法提供给临床医生，使医生能够准确了解病因，针对用药，既能避免不必要的浪费，也能避免出现副作用。

2016 年，美国财政预算计划拨付给美国国立卫生研究院（NIH）、美国食品药品监督管理局（FDA）、美国国家医疗信息技术协调办公室（ONC）等机构共 2 亿 1500 万美元用于资助科学研究、创新发展，具体项目及资金分配如下：

❖ 1.3 亿美元分配给美国国立卫生研究院，用于精准医疗社群项目，该项目计划成立一个 100 万人以上的社群，通过收集成员基因、环境、生活习惯等信息，推动精准医疗的发展。

❖ 7000 万美元分配给美国国家癌症研究所，隶属于美国国立卫生研究院，用于癌症治疗手段的进步。

❖ 1000 万美元分配给美国食品和药物管理局，用于搭建高质量的专业数据库。

❖ 500 万美元分配给国家健康信息技术协调办公室，用于隐私保护和安全数据交流系统的开发。

2015 年 9 月，美国国立卫生院发布了长达一百多页的《精准医疗集群项目——建立 21 世纪医学研究基金会》白皮书。

2016 年，计划开始建设精准医疗集群项目的基建设施。

3. 美国精准医疗领域的成功经验

第一，建立基因数据库。

目前，美国 FDA 计划建立一个名为"精准 FDA"的平台，为研究人员、新一代测序技术开发者等提供存放和共享基因信息的云工具；在不久前，美国国立卫生研究院（NIH）负责人 Francis Collins 则公布 NIH 将着手收集多达 100 万美国人的基因信息。基因数据库的建立是美国实行"精准医疗"计划的必要装备。

我国需要以自己的大型基因组学数据为基础来解读数据，才能做好黄种人自己的"精准医疗"。

第二，搭建数据到治疗的桥梁，建立社会组织与医疗机构的合作模式。

精准医疗建设中有两个重点：一是患者的基因组数据信息，二是基于患者的电子病历（EMR）为病人设置精准治疗方案。二者需要有机地结合。医疗大数据平台通常是指医院的临床信息管理系统，用于个性化诊断和精准医疗治理，主要由计算机学院主导医疗大数据平台的开发。但从事计算机行业的工程师对医疗系统的专有名词和治疗程序缺乏了解，开发出的数据软件往往不是医生和医学研究者真正想用的，这样就使得数据平台的建设难以达到医院治疗的要求。精准医疗是一个交叉学科，涉及现代遗传、分子影像、临床医学、生物信息、计算机等领域，对患者生活环境和临床数据进行分析，实现精准的疾病分类和诊断，为患者提供个性化的疾病预防和诊疗方案。所以，精准医疗是对临床电子记录，基因测序，医学图像等数据的整合和分析，这需要计算机工程、生物信息、医生、遗传学等跨领域专家的紧密合作。数据平台的建立远非计算机专业的专家孤军奋战。

美国早已开始"杂糅"的实践：一些医院开始提取病人的临床样本，

并将样本寄到"Foundation Medicine"公司（美国生物科技公司，面向公众提供基因检测服务），由"Foundation Medicine"公司负责 343（到 2014 年 8 月 4 号）个标志性基因的测序，医院收到测序结果后进行一系列的生物信息统计并对遗传、疾病等各个方面的信息综合评估，制定最佳的治疗方案。尽管这个方案还未通过 FDA 的批准，但美国保险公司已经正式开始支付所有费用，这也意味着通过社会组织与医疗机构的携手，将基因数据用于精准医疗诊断的模式得到市场的认可。

第三，大数据精准医疗的人才培养。

社会组织与医疗机构的合作模式，代表着未来的临床研究模式很可能是医生和专业基因学家合作，一同进行实验和分析。但这一过程较为艰难，在培养大量的基因学专业人才的同时，还需引导医生自主学习基因学并用于临床试验。针对此，美国 NIH（美国国立卫生研究院）提出"T32、R25"（医疗数据人才培养专项）计划，各医学院和大学都可进行项目的申请，以资助人才的培养。

他山之石，可以攻玉。要解决中国建设数据库的盲区问题，我国也需要建立类似基于大数据精准医疗的人才培养计划。学生要学习的必修课应包含大数据科学、机器学习、数据挖掘、统计与方法，选修课程包括基因组学和生物信息学、计算系统医学、临床与转化医学信息学、分子遗传学与基因组学等。

第四，基因大数据信息"加密"与共享。

精准医疗是建立在海量的基因数据分析之上，患者的信息采集工作尤为重要，美国医疗中心正尝试采集更多、更高质量的信息。通过与优质的可穿戴设备厂商合作，扩大对用户健康数据的采集范围，并在线下加强社区驿站医疗服务中心的建设，采集更多的居民健康数据；在线上开设移动互联网服务，并进一步提高线上咨询服务的质量，从而提升数据获取的质量。

在数据的采集过程中,样本信息涉及病人的遗传、生活习惯、病史等个人隐私,如何说服患者、让他们放心地提供信息是一大挑战。十年前,美国就通过搜集多种癌症患者的样本进行测序治疗,并有严格的质量检控。为征得病人的同意,在搜集数据前,医院通常会对患者进行"医疗教育",告诉他们所提取的样本信息只用于诊断研究,并签署保密协议。协议中明确规定不得泄露患者的可识别信息,确保信息的安全性。

相较于美国,我国目前还未形成强有力的医疗教育系统,也缺乏可确保病人信息安全的医疗数据采集中心,说服患者提供样本将是一大难题。如果在我国能建立类似"Foundation Medicine"的权威机构,并设定保密的政策和书面协议,最大限度确保患者信息的安全性,我们相信将会有更多的人去提供基因数据,并接受这种诊断与治疗方式。

采集之后如何实现信息的共享,是数据库建设中又一大难题。美国 NIH 对癌症样本数据提取及测序中心给予大量资金支持,已遍及美国多个州,这些数据根据 NIH 的规定进行公开,让全世界对医疗感兴趣的科学家和医生使用这些数据。在精准医疗领域,数据的开放将大大推动医生对患者的靶点病情分析和治疗。通过共享精准医疗的数据,研究人员可更准确地判断出最有效的测试方式,避免不必要的重复试验以及改善临床护理的质量。但也应看到,大数据在传输的过程中,本身就存在信息泄露的缺陷。患者的个人隐私一旦泄露,后果不堪设想。为保证在信息共享中的安全性,美国实行数据的"加密"开放。制定严格的 IRB(Institutional Review Board)伦理审查委员会制度,患者的名字以及敏感的可识别信息不能公开。临床电子记录中有大量与病人隐私有关的信息,在开展研究项目时,一律要求在数据分析前去掉能识别病人的信息。

如果工作人员不小心将包含患者个人信息的电子记录从医院的邮件系统发到公开的邮件系统，那么该工作人员将被立即解雇。只有当医院要做临床试验时才需用到与患者名字有关的信息，但仅供医院内部使用，而当共享时，这些与名字有关的信息将被去掉。各学校和社会组织通常都会设立数据共享委员会，用来确定可共享的数据信息和医疗项目。

美国精准医疗数据共享中心从无到有、从临时的数据库到建立完备的数据共享中心，得益于政府的政策和资金支持、医疗研究人员与计算机工程师们不断地发现问题、共同寻找解决困境的办法，根据形势和医疗内在需求的变化而调整步伐，始终站在精准医疗研究的最前沿。美国社会组织通力合作、不断创新的精神和理念值得我们借鉴，但不能照搬照抄其发展模式，需强调一点的是，由于人种的基因差异，这些数据库对白种人和黄种人并非具备同等的价值。

美国通过十年建立较为完整的基因数据库，其模式的探索值得我们借鉴。但白种人的基因数据库对我们中国人的参考价值有限，检测结果的准确性会大打折扣。因此，我们需要建立自己的数据库。我国的基因测序公司以中小型企业为主，而一些拥有先进技术的公司大多以科学研究为核心，面向公众的测序项目较少，且缺乏市场运作经验，导致我国基因检测行业发展较慢。因此，当前形势下应该将医院、研究院所、基因测序公司的资源有机的结合，一起去推动建立自己基因数据库的建立。

此外，数据研究机构间的竞争非常重要，以美国 NIH 的运行模式为例，由政府出一定的资金，在全国各地建立大型的医疗数据研究中心，每个研究中心负责一种或几种疾病的研究，包括对不同地域病人基因信息的搜集、测序及分析，同时由政府支持在全国建立多个数据分析中心，便于研究中心将数据进行共享。

数据平台的建设离不开政府的政策引导和支持，更需要医疗机构、大学研究中心的通力合作，社会各方进行"抱团"，我国实现"精准医疗"的蓝图指日可待。

二、英国精准医疗发展

2012年12月，英国提出"十万基因组计划"，计划纳入10万人参加基因测序，预计2017年完成基因组测序。2015年年底，英国政府宣布将在未来再追加3.75亿美元的经费用于该计划。2016年6月，英国政府宣布已经完成了9892个基因组测序工作。通过该计划，英国政府预期到2017年年底实现以下四个目标：

1. 推进基因组医疗整合至英国国家医疗服务体系（NHS），并使英国在该领域引领全球。

2. 加速对癌症和罕见病的了解，从而提升有助于患者的诊断和精准治疗。

3. 促进基因组领域的私人投资和商业活动。

4. 提升公众对基因组医疗的知识和支持。

英国政府创新中心推出一个"精准医学弹射器"计划，旨在加快精准医学的发展，2015年10月26日宣布将建立六个中心，分别为贝尔法斯特、卡迪夫、格拉斯哥、利兹、曼彻斯特和牛津。每个中心将作为英国的整体网络内的区域精准医学活动枢纽，在剑桥总部进行统筹，以更精确地了解疾病，以及有更可预测的、更安全、成本效益高的治疗方法。

三、法国精准医疗发展

法国政府宣布投资 6.7 亿欧元启动基因组和个体化医疗项目，并将其命名为：法国基因组医疗 2025（France Genomic Medicine 2025）。该项目以提高国家医疗诊断和疾病预防能力为整体目标，预计在全国范围内建立 12 个基因测序平台，2 个国家数据中心。

在未来 10 年，法国政府希望达到以下三个目标：

1. 将法国打造成世界基因组医疗领先国家。

2. 将基因组医疗整合至患者常规检测流程，意味着每年需要测 23.5 万个基因组。

3. 建立起一个国家基因组医疗产业，从而推动国家创新和经济增长。

同时，法国政府将建立一个由总理领导的部长级内阁战略委员会领导该项目。项目初期将会聚焦癌症、糖尿病和罕见病。2020 年以后，项目将会逐步延伸至一般性疾病。

四、澳大利亚精准医疗发展

澳大利亚于 2015 年 12 月宣布，花 4 年时间，学习英国打造本土十万基因组计划。通过测序罕见疾病和癌症患者的基因组，创建大规模澳大利亚国民基因数据库，推动相关药物的进一步研究和发展，构建一个基于基因组学的新医疗卫生服务系统。参照英国十万基因组计划公布后的招标环节，Illumina、诺华等众多精准医疗龙头项目落地。

澳大利亚联邦政府与 Garven 医学研究所以及其他研究机构（如澳大利亚最大的电讯公司 Telstra）商讨启动类似于英国 10 万人基因组计

划的澳大利亚版本。Garven 医学研究所是英国 10 万人基因组计划的合作方。

据了解，澳大利亚许多人出生时就患有基因疾病，但其中许多疾病都极为罕见，诊断十分困难。全基因测序技术的检测范围广、速度快，且通过简单的抽血采样就能完成。不过，马蒂克教授强调，并非所有人都能接受这一测试。全基因测序将优先服务于那些患有未知基因疾病的患者。患者在进行相关咨询后可进行抽血采样，血液样本将被送往 Garven 研究所进行整体测序。之后，科学家将分析数据，确认病人患了哪种病。

澳大利亚首相 Malcolm Turnbull（麦肯·腾博）于 2016 年 5 月宣布了零儿童癌症计划（Zero Childhood Cancer Initiative）。该计划旨利用基因组技术为目前无法治愈的儿童癌症提供个体化治疗策略。该计划将以澳大利亚儿童癌症研究所和悉尼儿童医院为依托，由澳大利亚联邦政府投资 2000 万澳元（约 1 亿人民币）开展。

五、韩国精准医疗发展

韩国人口老龄化现象正在加剧。为了能有效降低国民的医疗成本，防止传染病。需要大量基因组数据以及相关信息。提出基因组计划，就好比为未来生物医学革命埋下种子。

2013 年韩国政府宣布的未来 8 年投资 5 亿美元的人类、农业和医药基因组计划。2015 年 11 月韩国政府宣布以韩国蔚山国家科学技术研究所（UNIST）为依托，启动万人基因组计划（10,000 Genome Project）。该计划将获得健康人群和免疫力低下人群的基因组测序数据；并用于研究韩国人群的遗传多样性；构建标准化的基因变异数据库，发现罕见基因突变；注释基因组数据；推动日益增长的基因组学市场。该计划的合作者还包括蔚山市、蔚山大学、蔚山大学医院，哈佛医学院的个人基因组项目也有参与。预计至2019年，该计划将获得2500万美元的资助。

韩国万人基因组计划的主要目标是：

1. 绘制韩国人基因组图谱。

2. 建立韩国标准化的基因数据库。

3. 发现罕见遗传疾病的突变位点。

4. 为韩国快速增长的基因组产业提供全面的基因组信息。

第四章 国内精准医学的发展

中国早在 21 世纪初就开始关注精准医学，2006 年首先提出了精准外科的概念，得到了国内、国际的医学界认可后，被引用到肿瘤放疗、妇科等医学领域。精准医疗相比传统经验医学有了长足进步，可以通过将精密仪器、生命科学等先进的现代技术与我国优秀的传统经验整合在一起，大大减小临床实践的不确定性。业内人士表示，开展精准医疗是国际医学发展的趋势，尽快切入有可能弯道超车。

一、国家大力推动精准医学

1. 国家精准医疗战略专家委员会

2015 年 2 月，习近平总书记批示科技部和国家卫生计生委，要求国家成立中国精准医疗战略专家组，2015 年 3 月，我国成立"精准医疗战略专家组"，共 19 位专家组成了国家精准医疗战略专家委员会。国家精准医疗战略专家组负责人、中国工程院院士詹启敏认为，目前正是推动精准医疗进一步发展的恰当时机，中国在基因组学和蛋白组学方法的研究走在国际前沿，分子影像、靶点、大数据等技术发展迅速，中国在精准医疗的基础层面与西方国家同步，下一步的发展需要整合技术研发、临床转化、产业培育、示范推广，实现交叉融合、协同创新。

2. 国家各部委扶持精准医疗政策

国家卫计委和科技部等部门组织专家论证后，认为开展精准医疗研究是整个医学界的重大机遇，并提出了中国版的精准医疗计划。在2030年前，中国精准医疗将投入600亿元，其中中央财政支付200亿元，企业和地方财政配套400亿元。

2015年1月15日，卫计委妇幼保健服务司发布了《关于产前诊断机构开展高通量基因测序产前筛查与诊断临床应用试点工作的通知》审批通过了109家医疗机构开展高通量基因测序产前筛查与诊断（NIPT）临床试点。政策的出台显示出国家对基因测序领域的大力支持，也使得中国基因测序行业逐步走向规范，未来试点有望继续放开，加上在肿瘤诊断及个性化医疗等方面的应用也将逐步兴起，基因测序行将进入发展黄金期。

2015年4月，国家卫计委首次公布"肿瘤高通量基因测序临床应用试点单位名单"，20家左右医疗机构入选，其速度超过医学界和资本界的预期。同时又制定了《药物代谢酶和药物作用靶点基因检测技术指南（试行）》和《肿瘤个体化治疗检测技术指南（试行）》。这些都为我国精准医学的开展奠定了基础。

2016年3月8日，《科技部关于发布国家重点研发计划精准医学研究等重点专项2016年度项目申报指南的通知》（简称"国家指南"）的公布，拉开了精准医疗重大专项科研行动的序幕。国家指南明确，精准医疗将是今年优先启动的重点专项之一，并正式进入实施阶段。本年度的科研专项涵盖八大目标，包括构建百万人以上的自然人群国家大型健康队列和重大疾病专病队列，建立生物医学大数据共享平台及大规模研发生物标志物、靶标、制剂的实验和分析技术体系，建设中国人群典型疾病精准医学临床方案的示范、应用和推广体系，推动一批精准治疗药物和分子检测技术产品进入国家医保目录等。这标志着精准用药及基因测序产业标准化即将开始。这八大目标环环相扣：构建百万人以上专病队列及大数据共享平台，旨在打下精准医疗的大数据基础；建立大规模研发生物标志物分析体系，是为中国人群典型疾病示范打下产业标准化的基础；推动精准医疗药物进入医保目录，则标志着精准医疗大规模商业化的关键瓶颈有望被打破。

2016年6月8日，国家发改委发布的《实施新兴产业重大工程包的通知》中，"新型健康技术惠民工程"子项所支持的，就主要是针对基因检测。《实施新兴产业重大工程包的通知》第二条指出，"充分发挥基因检测等新型医疗技术以及现代中药在疾病防治方面的作用，提升群众健康保障能力。一是支持拥有核心技术、创新能力和相关资质的机构，采取网络化布局，率先建设30个基因检测技术应用示范中心，以开展遗传病和出生缺陷基因筛查为重点，推动基因检测等先进健康技术普及惠民，引领重大创新成果的产业化。"

3. 中国人群精准医学研究计划启动

2016年1月，"中国人群精准医学研究计划"正式启动，该项目由中科院北京基因组研究所牵头、多个院所参加，将在4年内完成4000名志愿者的DNA样本和多种表现数据的采集，并对其中2000人进行深入的精准医学研究。研究包括全基因组序列分析、建立基因组健康档案及针对中药慢性病的遗传信号开展预警和干预研究等。

4. 中国精准医学发展规划

国家精准医疗战略专家组负责人、中国工程院院士詹启敏认为，我国发展精准医疗的指导思想包括贯彻创新驱动发展战略，面向我国重大疾病防治和人口健康保障需求，与深化医疗卫生体系改革紧密结合，与发展生物医药和健康服务等新兴产业紧密结合，发挥举国体制优势和市场配置资源决定性作用，通过政府推动、科技支撑和体系建立，提升自主创新能力，形成引领世界的精准医学发展的有效力量和途径。

（1）中国的精准医疗实施原则

✓ 需求向导，突出特色：开展我国发病率高、危害严重的重大疾病精准防治研究；

✓ 顶层设计，分步实施：设定 2030 年的中长期发展目标和分阶段任务，逐步落实，近期以 5 年为目标重点落实；

✓ 交叉融合，协同创新："体系建设、基础研究、技术研发、临床转化、产业培育、示范推广"；

✓ 创新机制，营造环境：整合各类优势资源，形成统一、开放、联合的网络化研究体系。建立相应的法律法规和监管体系；

✓ 集成资源、实现共享：集成已有研究列队、资源库、数据库和技术平台，完善共享机制，提高资源利用率。

（2）中国精准医学总体目标、阶段目标和重点任务

中国精准医学的总体目标：

以为人民群众提供更精准、高效的医疗健康服务为目标，建立国际一流的精准医学研究平台和保障体系；自主掌握核心关键技术；研发一批国产新型防治药物、疫苗、器械和设备；形成一批我国定制、国际认可的疾病诊疗指南、临床路径和干预措施；显著提升重大疾病防治水平，带动生物医药、医疗器械和健康服务等产业发展，加快推进深化医药卫生体制改革和医疗模式变革，推动建设"健康中国"。

中国精准医疗的阶段目标，分为五年目标和十五年目标：

五年目标：我国精准医学研究和临床水平位于国际前沿，部分具有

中国特色疾病诊疗水平引领国际发展；针对某种肿瘤、心脑血管疾病、糖尿病、罕见病分别创制出 8—10 种精准治疗方案，并在全国推广实施。

十五年目标：我国精准医学整体实现创新突破和临床应用，带动相关企业发展；重点研究疾病的诊疗标准和指南；在精准医学主要研究单位和试点地区，我国重要肿瘤早诊率由目前的 20% 提高到 40% 以上；遏制新生儿出生缺陷率呈上升趋势，将发生率由 5.6% 降低到 3.0% 以下；主要心血管病的病死率和致残率降低 10%。

中国精准医疗的重点任务将分两步走：

2016—2020 年：组织实施"中国精准医学"科技重点专项，重点开展恶性肿瘤、高血压、糖尿病、出生缺陷和罕见病的精准防治治疗；加强创新能力、监管法规、保障体系建设；

2021—2030 年：组织实施"中国精准医学"科技重大专项，在已建研究体系基础上，扩展到其他重要疾病领域。

（3）中国的肿瘤精准医学

目前，全世界肿瘤发病每年 1400 万例/人，死亡 820 万例/人。我国癌症的发病率和世界平均发病率是持平的，但死亡率高出世界平均水平，主要是因为我国的肿瘤诊断大多是在中晚期，缺少有效的药物，治疗效果不好。

癌症发病率具有明显的中国特征。在中国，排行第一的是肺癌，第二胃癌，从死亡率来说第二位是肝癌，第三位是胃癌，第四位食管癌，第五位结直肠癌，第六位胰腺癌。而肝癌、胃癌、食管癌在西方发病率并不是很高，因此，相对而言，对这几种癌症没有太过重视。我国肺癌死亡占全世界 30%，胃癌占 45%，肝癌和食管癌超过了世界的 50%。因此，攻克这些癌症是中国医学界的历史责任，也是医疗企业界的历史责任。有些癌症，如肺癌，可以跟国外的成果共享，但其他中国特征的癌症，我们自己不做，共享的机会都没有，我们一定要自主创新！

肿瘤精准医学是一种基于肿瘤病人"定制"的医疗模式，即"对症下药"；针对每一个肿瘤病人个体特征而定制和实施医疗决策。癌症精准医学诊断检查不仅限于基因和蛋白检测，还包括遗传、分子及细胞学信息、生活方式、环境信息达到在内的大数据综合分析，旨在实现精确诊断。此外，癌症精准医学治疗不仅限于靶向治疗，还包括手术、放疗、化疗及生物治疗等各种治疗方式综合运用的精确治疗。

精准医学所使用的工具包括多组学技术即大数据分析，分子诊断、分子影像，以及相应的信息和数据软件等。癌症精准医疗的三个关键点：1. 预防、诊断和治疗；2. 正确的病人、正确的时间、正确的治疗；3. 精确、高效、安全、经济。

肿瘤研究的重点任务包括以下六个方面：1. 队列和生物样本信息的建设；2. 防控技术和防控模式的研究；3. 分子标志物的发现；4. 分子标志物的应用；5. 分子影像和病理学的精确诊断；6. 实施临床精准治疗。

二、各省、市及科研院所大力发展精准医学

1. 上海精准医疗大数据中心

2015 年 1 月 24 日，复旦大学、复旦大学附属中山医院、复旦大学附属华山医院、复旦大学肿瘤医院等与上海张江转化医学研发中心联手，正式成立"**上海精准医疗大数据中心**"。该中心具体研究目标是联合建立国际领先的中国人群重大疾病临床及组学数据中心及参比实验室、大规模多维医学生物信息集成分析引擎及云计算系统、全球最大的医学大数据产业化网络和可覆盖全国的联合分子医学中心。为制定国家医学大数据标准，产业化服务平台、精准医学系统化解决方案和

转化医学研究总体方案出谋划策、打好基础。

《上海市医学科技创新发展"十三五"规划》强调发展精准医学。聚焦恶性肿瘤、心脑血管疾病、内分泌代谢疾病、罕见病等，加强精准医学技术研究，形成对标国际的疾病诊疗规范，引导疾病诊疗和预后预测从"通用型"向"个体化""精准化"发展。加快人类表型组、分子诊断、生物治疗、干细胞与再生医学等精准医学领域发展，加快新型疾病特异性分子标志物和药物靶标研究等，促进精准医学发展。

2. 2015 清华大学精准医学论坛

2015 年 4 月，"2015 清华大学精准医学论坛"召开，围绕精准医学的发展方向和战略，对构建精准医学理论和技术体系进行深入探讨，以期为清华大学及医药卫生学界业界发展精准医学，推动传统医学模式变革起到促进作用。

3. 首届成都精准医学国际论坛

2015 年 6 月 23 日至 24 日，由成都市政府与四川大学联合主办的"首届成都精准医学国际论坛"，来自中国、美国、澳大利亚等多个国家和地区的科学家、医学家、政府官员等 500 余人参加了论坛。

4. 中国个体化用药—精准医学科学产业联盟

2015 年 12 月 11 日，"中国个体化用药—精准医学科学产业联盟"在上海正式成立，标志着我国首个精准医疗领域的产学研一体化联盟正式组建。上海交通大学贺林院士将担任联盟理事会首任理事长，中南大学周宏灏院士将担任副理事长，西北大学陈超副校长将担任副理事长并兼任秘书长，国家精准医疗战略专家组成员詹启敏院士也受邀担任副理事长。联盟首届秘书处设在位于西安的国家微检测系统工程技术研究中心。

5. 重庆市启动"精准医疗科技创新专项"

重庆市 2015 年年底启动"精准医疗科技创新专项",首期通过配套投入 2000 万元,在未来五年持续助推精准医疗发展,造福广大群众。"精准医疗科技创新专项"将在未来五年,重点发展普惠民众的精准医疗服务。

第三军医大学西南医院遗传中心也实施了精准医疗项目。精准医疗可以通过胚胎植入前基因诊断和无创基因检测,最大限度地保证夫妻孕育一个健康的孩子。现在的产检包含了唐氏筛查,已经避免了 90% 的患儿出生,但常见耳聋基因缺陷筛查还尚未列入,这些都是精准医疗要覆盖的领域。

6. 国际(广州)干细胞与精准医疗产业化大会

2016 年 3 月,国际(广州)干细胞与精准医疗产业化大会召开,世界各国和地区的 500 多名该领域专家、企业家、科技工作者出席,围绕着干细胞与精准医疗产业的发展进行了交流与合作,形成干细胞与精准医疗全球生态圈。

7. 清华大学精准医学研究院及产业园

2016 年 3 月 17 日,清华大学精准医学研究院正式成立,是由清华大学医学院与北京清华长庚医院联合建立的跨领域交叉融合研究机构,将以临床需求为导向,针对肝胆胰疾病、消化系统疾病、神经系统疾病、肿瘤和免疫性疾病等五类重大疾病,构建理学、工学、生命科学基础医学与临床医学紧密结合,产学研一体化的创新联盟,形成应用现代科技、提升健康医疗服务效能的医学发展新格局。

2016 年 5 月 25 日,青岛西海岸新区与北京清华长庚医院、山东金鲁班集团签订框架合作协议,按照三甲综合性医院标准建设北京清华长庚医院青岛分院,同时规划清华大学精准医疗产业园,项目预计总投资达 100 亿元。

8. 2016 上海国际精准医学高峰论坛

2016 年 5 月 26 日，由中国医药城、中科院生物物理所、上海宇研生物技术有限公司主办，转化医学网协办的"2016 上海国际精准医学高峰论坛"在上海成功举办。本次论坛围绕"肿瘤免疫细胞治疗、干细胞治疗、免疫检验点抗体、肿瘤基因检测、溶瘤病毒及基础免疫学的问题"展开讨论。

三、我国部分知名医院开展精准医疗状况

精准医疗从实验室到临床之路正在我国的医疗机构中探索开展。2015 年是我国医疗机构迈向精准医疗服务的元年。以下是已开展精准医疗的部分知名医院名单。

1. 北京协和医院

入选三批试点单位。第一批高通量测序技术临床应用试点、高通量基因测序产前筛查与诊断（NIPT）临床试点、第一批肿瘤诊断与治疗项目高通量基因测序技术临床试点单位、均有协和医院。

2. 北大人民医院

入选两批试点单位。高通量基因测序产前筛查与诊断（NIPT）临床试点和第一批肿瘤诊断与治疗项目高通量基因测序技术临床试点。

3. 南方医科大学南方医院

入选两批试点单位。第一批高通量测序技术临床应用试点和高通量基因测序产前筛查与诊断（NIPT）临床试点。

4. 复旦大学附属中山医院

入选第一批肿瘤诊断与治疗项目高通量基因测序技术临床试点单

位。2015 年 5 月 27 日该院成立"精准医学中心"。该中心将在心脏疾病、糖尿病和恶性肿瘤等疾病的个体化治疗和预防以及基因体检等方面发力。

5. 浙江大学医学院附属第一医院

入选第一批肿瘤诊断与治疗项目高通量基因测序技术临床试点单位。2015 年 6 月 23 日该院成立"精准医疗中心"。已开展针对心血管病、遗传性肿瘤、眼科疾病的精准医疗服务。

6. 北京大学第一医院

入选高通量基因测序产前筛查与诊断（NIPT）临床试点。2015 年 4 月的第八届中国医院院长大会上，院长刘玉村表示希望和社会资本合作共同建立精准医疗研究中心，由社会资本做风险投资，医院提供空间、研究人员，主要是做基因测序和遗传病相关方面的研究。

7. 北京清华长庚医院

2015 年 5 月 13 日，该院与博奥生物集团有限公司签约共建分子诊断中心，合作开展个体遗传检测服务项目。医院健康管理中心将可对肺癌、肝癌、胃癌等近 70 项癌症进行检测。清华大学精准医学研究院处于筹建中，将包括肝胆胰、神经疾病、心血管和肿瘤中心。

8. 四川大学华西医院

2016 年 4 月，四川大学华西医院与天津诺禾医学检验所联合建设精准医学中心，共同推进肿瘤精准治疗达成合作意向。四川大学华西医院李为民院长表示，目前华西医院正在筹建"四川省精准医学重点实验室"，拟开展总数达 100 万的人群全基因组测序，建立数据库、样本库，分析疾病发生发展规律和机制，为精准医疗的实质性推进提供基础，为精准医学的学术技术交流，临床与基础研究合作、企业联合平台机制等提供国际化交流平台。

2016 年 6 月 7 日，四川大学华西医院与赛默飞世尔科技联合签署了共建精准医学联合研究平台的合作备忘录，进一步深化双方合作。

9. 中南大学湘雅医院

湘雅三医院作为国家队综合医院，病种齐全、临床资源丰富。医院拥有国内一流的健康管理中心，该中心客户量巨大，建有成熟的健康管理数据库。湘雅三医院瞄准精准医疗发展方向，及时调整战略布局，积极促成中南大学精准分子医学研究所落户医院，探寻与国际顶尖精准医学中心合作之路，探索重大疾病、慢性病等疾病的解决之道。中国工程院院士、我国遗传药理学和药物基因组学学科的开拓者和带头人、个体化医学的奠基人、中南大学湘雅医院临床药理研究所（中南大学临床药理研究所）所长周宏灏教授表示，随着科技的发展，临床药学和临床药理学科的发展和药物基因组学的产生，目前的临床合理用药已经步入以个体化药物治疗为核心的精准医疗时代。周宏灏院士强调指出，"精准医疗"作为医学的未来发展方向，是整个人类在基于现有基因科技、生物信息学高度发达的情况下开拓出来的一个医疗新领域，是人类医学的变革。

中南大学湘雅医学检验入选国家卫计委首批"肿瘤诊断与治疗项目高通量测序基因检测技术临床应用试点单位"，充分显示了中南大学湘雅医学检验所在全国行业的领先地位，充分肯定了该所在高通量基因检测技术验证与评价、执行技术规范、通过高通量基因检测技术提高肿瘤诊断与治疗方面的应用与管理水平。

10. 复旦大学附属儿科医院成立"儿童精准医学中心"

2016 年 6 月 8 日，复旦大学附属儿科医院成立"儿童精准医学中心"。主要利用精准医学的干预有望降低高危目标新生儿死亡率。比如新生儿单基因疾病单例模式全外显子测序（singleton WES）作为一线分子检测技术已经开始用于新生儿的临床检测。复旦大学附属儿科医院副院长周文浩指出，精准医疗在保障新生儿安全方面将大有作为。

11. 佛山市中医院

2016年11月22日，佛山市中医院与中科院生物物理研究所正式签订合作协议，共建精准医学发展平台，创新精准医学与传统中医药相结合的跨界共赢运行模式。"跟佛山市中医院的合作，对我们来讲是前所未有的先例，一是将基础研究与临床一线结合起来，二是与中医药的结合，这种形式本身，就提供了很多的创新条件。"中科院生物物理研究所陈润生院士说。

佛山市中医院和中科院生物物理研究所的主要合作内容包括以下四个：一是共建细胞与分子生物学实验室；二是共同开展"中医药—靶向"联合防治恶性肿瘤等重大疾病的精准诊断和治疗；三是共同研究中药传统名方的作用机理，开展个性化中药方剂的联合研发；四是共同申请转化医学与健康科学相关的国家与中科院重大科研项目。其中，重大疾病的精准诊治方面，双方将对以恶性肿瘤为代表的重大疾病和以糖尿病、帕金森等为代表的慢性病、衰老性疾病展开联合研究，医院方面提供所需人份样本和样本技术数据，中科院负责完成数据检测；中药传统名方研究方面，双方将结合生物学理论研究结果与中医症候群病人的准确鉴定，对中药作用机制加以现代生物学的解析，实现从分子水平了解中药的药理，为中药药方的改进等提供依据。

第五章 我国精准医学产业现状、问题及对策研究

一、我国精准医学产业现状与问题

1. 我国精准医学产业现状

中国科学家将精准医学定义为：集合现代科技手段与传统医学方法，科学认知人体机能和疾病本质，以最有效、最安全、最经济的医疗服务获取个体和社会健康效益最大化的新型医学范畴。2015年2月，中国精准医学战略专家组经习近平总书记批示成立；国家卫计委、科技部、发改委相继推出一系列有关精准医疗的相关政策。中国遗传学会、中科院北京基因组研究所等相继启动中国人群精准医学研究计划。清华大学精准医学研究院、深圳市精准医学研究院等相继成立。全国各地精准医学学术机构和相关研究全面启动。深圳国家基因库也于2016年9月22日正式开库。我国精准医学大数据已升级为国家战略。中国的基因测序产业近几年迅速崛起，全国有几十家上市公司涉足精准医学领域，包括基因测序、干细胞和细胞治疗，如安科生物、千山药机、荣之联、迪安诊断等，精准医学产业时代已来临。

2.我国精准医学存在的问题

（1）精准医学并不一定精准

原第二医科大学校长王一飞教授认为，单靠基因并不能满足"生物—心理—社会"医学模式的需求，它只是多种医学模式之一，虽然它对医学进步发挥很大的作用，但并不是全部。世界各国在医疗保健上的经费投入虽然不断增加，但人类疾病的数量不降反升，值得反思。人类有30亿个DNA碱基对，当前也只有3%左右能被准确解释。此外，父母遗传基因组并不包含所有疾病信息，基因突变也不是绝大多数疾病的起因。事实上，疾病是基因组和环境互动的结果。所以单靠基因是绝对不能得到精准医学。此外，目前的精准医学，诊断远不够精准，药物研发也都是基于不确定的、非个体化的诊断。因此，现在的"精准医学"不一定能真正提高疗效，恐怕只能降低些副作用而已。

（2）西方的精准医学成本太高

基因检测成本高以及定制化医疗方案成本高。人类基因组刚启动时，测一个人基因组要花几亿美元，现在虽已下降到几千美元，但成本还是偏高，无法普及到老百姓，只有少数有钱人才能做到。精准医学是一项非常复杂的系统工程，需要大量的人力、物力、财力来支撑。我国如果盲目、大干、快上精准医学有可能会导致巨大人力、物力、财力的浪费。而我国卫生费用支出占GDP比远没有美国高（见表1）。

表1：2011年我国与美国卫生费用相关指标统计

国家	GDP（亿美元）	人均GDP（美元）	卫生总费用（亿美元）	人均卫生费用（美元）	卫生总费用占GDP比（%）
中国	72981	5414	3649	271	5.0
美国	150940	48387	26565	8516	17.6
中美差距	−78049	−42973	−22916	−8245	−12.6

注：根据2013年世界卫生统计报告整理

从表 1 可知，我国 2011 年卫生总费用比美国少 22916 亿美元；从占比来看，我国 2011 年医疗卫生支出占 GDP 比为 5%，而美国为17.6%；我国居民人均卫生费用比美国少 8245 美元。假如把美国人均医疗开支水平作为"国际先进医疗水平的服务"标准，2011 年我国仅在医疗方面的开支就达到 110708 亿美元（按照 13 亿人口计算），而当年我国 GDP 总值只有 72981 亿美元，缺口达到 37727 亿美元。因此，西方发达国家用"尖端的理化检查设备、巨资研发的各类新药和层出不穷的手术新方法"作为技术支撑的高成本的所谓"现代先进医药模式"，绝非我国经济发展水平和人民收入水平所能承受。我国不应该也不可能有足够的经济实力来推行西方发达国家这种将医药垄断企业利益隐身于"高科技"之后的医疗模式。

（3）数据及生物样本共享不易

国家精准医学战略专家组负责人詹启敏院士认为，数据共享、生物样本共享是精准医学发展的瓶颈。精准医学的基础是基因检测，而基因检测的根基则是基因数据库。基因数据库的建立涉及隐私和伦理方面的问题。如何在录入数据库的过程中保证患者数据的匿名？患者应该对自身的健康数据享有哪些权利？这种数据是否应该被国际共享呢？在伦理方面，人们通过检测得到基因信息有助于更好地预防疾病，但同时是否会造成心理压力？如何保护患者隐私，会不会体检结果造成保险公司或者是用人单位的歧视？此外，精准医疗要想实现患者数据的共享，必须完善全国医疗资源共建共享平台建设。我国目前基因组样本量较小，这构成了该行业发展的瓶颈。

（4）精准医学人才缺乏

精准医学要求复合型人才。基因行业的人才有三种类型，包括生物技术人才、信息技术人才和遗传咨询人才，而这三种人才应具备遗传生物学、医学和计算机三个专业领域的知识。而目前市场上最缺这三种复合型人才。目前大多数的基因检测公司只能获取个人基因遗传信息数据，而不能把获得的数据变成用户能够理解的咨询意见和报告，主要也是因为人才的缺乏。医生因缺乏精准医学方面的相关培训和继续教育，不了解基因检测业务流程和技术，导致医生看不懂患者的检测结果。因此，培养复合型精准医学人才是医院打通基因诊断"最后一公里"的关键所在。

（5）精准医学产业链泡沫严重

精准医学目前号称万亿规模，但目前国内市场的规模不过 30 亿至 50 亿元左右。在这样有限的市场上，已经有超过 300 家精准医学企业，估值总和则接近千亿元。基因检测包括上游生产基因测序仪的公司，但基因检测上游仪器暂时被美国的 Illumina、生命技术公司和瑞士的罗氏公司等垄断；中游购买测序仪提供基因测序服务的有医院、科研机构和药厂等；下游是数据分析服务公司，毛利率从上到下依次下降，最高 75%，最低 30% 多。这种市场格局将使我国投入到精准医学设备采购的钱主要流向国外，令人担忧。而国内主要集中在中游测序服务和下游，目前市场规模较小。

二、我国发展精准医学产业的对策

1. 大力发展大健康产业，实现"精准预防"

医学的目的不仅仅是治疗疾病，更重要的是预防疾病。预防是最好的良药，这是英国自 1948 年宣布建立国民健康服务制度为全民提供免费的医疗服务以来得到的经验总结。我国应重视疾病预防和健康管理，在疾病发生发展的各个环节上实现"精准"预防。大健康产业是指维护健康、修复健康、促进健康的产品生产、服务提供及信息传播等活动的总和，包括医疗服务、医药保健产品、营养保健食品、医疗保健器械、休闲保健服务、健康咨询管理等多个与人类健康紧密相关的生产和服务领域。

中国工程院院士、中国中医科学院院长张伯礼说："医学目的应是发现和发展人的自我健康能力，应从'治病'转为'防病'，而中医自古就提倡治未病，符合现代医学发展的理念和方向。"我国应大力推广中医养生保健治未病，将中医药与精准健康管理相结合，推行中医健康保障模式。精准健康管理是以基因检测和中医"治未病"为指导的健康管理新方式，融合了东方的中医养生与西方的实验医学的健康管理理念、模式和方法。我国应逐步推广社区"精准健康管理"中心，把对疾病由过去的医院治疗为主转变为健康管理为主，实现"精准预防"。

全民健身是实现精准预防的重要途径。我国应大力发展群众体育、倡导全民健身新时尚，全面改善国民身体素质，普及科学健身知识和健身方法，推动全民健身生活化，大力发展群众喜闻乐见的运动项目，扶持推广太极拳、健身气功等民族、民俗、民间传统运动项目，建立完善针对不同人群、不同环境、不同身体状况的运动处方库，推动形成体育与医疗结合的疾病管理与健康服务模式，发挥全民科学健身在健康促进、慢性病预防和康复等方面的积极作用。适当运动被列为世界所公认的四大健康基石之一。

加大公共卫生支持力度，加强健康促进与教育，提高人民健康素养，是提高全民健康水平最根本、最经济、最有效的措施之一。我国应把健康教育全面纳入从幼儿园、小学、中学、大学乃至老年大学的终生教育中。让全民从小接受健康教育，让健康教育进校园、进课堂、进课本。世界卫生组织研究表明，行为和生活方式在影响健康因素中占60%。然而有关调查显示，我国仅有11.2%的居民能够保持健康的行为和生活方式。中国工程院院士、中华预防医学会会长王陇德认为，践行健康文明的生活方式是最经济的健康策略。如果采取健康的生活方式，可以预防80%的心脑血管病、80%的Ⅱ型糖尿病、55%的高血压和40%的恶性肿瘤。公共卫生工作就是让市民不生病、少生病，得了病能够早发现、早诊断、早治疗、早康复。我国应重视及加强产科领域的精准医学研究与应用，降低出生缺陷，从源头上保障母婴健康。因此，大力推广华大基因无创产前基因检测意义重大。根据每个人的基因信息，医生还可对以后的疾病风险进行评估，使人们尽早调整生活环境、生活习惯，预防疾病发生。了解了自己的"基因体质"，再结合中医体质类型，通过科学养生，调整饮食结构、生活习惯及运动项目，达到精准预防的目的。

2. 大力发展中国特色的中医精准医学

我国传统医学蕴含了朴素和深刻的精准医学理念。早在两千多年前，医圣张仲景在《伤寒杂病论》中就蕴含了精准治疗的辩证思维。中国工程院院士、中国医学科学院院长曹雪涛认为：精准医学和我们老祖宗提出的辨证施治，同病不同治，或者是同人不同治，这些理念是相通的。我国中医药发展战略规划纲要（2016—2030年）中指出，到2030年，中医药服务领域实现全覆盖，中医药在治未病中的主导作用、在重大疾病治疗中的协同作用、在疾病康复中的核心作用得到充分发挥。中国社会科学院经济研究所研究员陈其广认为，建设具有鲜明中国特色的医药卫生体系与国民健康保障体系是一项非常必要和极其紧迫的重大国家战略，而唯有中医药才是成功建设这两个体系的战略基石。我国基于中医体质学说开展的"精准预防"就是典型的精准医学。中医将体质分为平和质、气虚质、阳虚质、阴虚质、痰湿质、湿热质、血瘀质、气郁质、特禀质九个类型。通过九体健康评估后，再进行生活行为指导、养生保健、医疗干预和个体化健康管理服务，做到因人施膳、因人施保、因人施养。我国应大力扶持中医药企业，全面振兴中医药产业，走低成本高疗效的中国特色的中医精准医学之路。

3. 构建以大数据为基础的精准医疗模式及服务体系

移动互联技术的普及与应用提供了慢性病预防与救治的新的方式和手段。从医疗模式的改变来看，未来的医学将从过去的经验医疗，现在的循证医疗，未来发展为基于云端和运算的精准医学。在未来，医生都要与云端建立对话，拿到所需要的数据来进行医疗实践，要靠计算机、数字化来指导医疗实践，这就是医疗模式的巨大改变。中国工程院院士戴尅戎认为，未来医疗将会是 5P 模式，即预测性 predicative、预防性 preventive、个性化 personalized、参与性 participatory 和精准化 precision，未来医学实践将会从处理人们的疾病变为管理人们的健康，实现科学化的健康管理。基于大数据的精准医疗服务体系主要提供精准诊断、精准治疗与精准药物。以大数据为基础的医疗可以为每位患者量身定制治疗方案，通过患者的数据档案和记录，可以提升诊断的精准度，助推医疗模式向精准医学转型。健康数据有助于人们对于健康的认知，也将推动人们的健康需求由传统、单一的医疗治疗型向疾病预防型、保健型和健康促进型转变。此外，"看医生"模式将逐渐转变为"被医生看着"，患者对疾病的了解和掌握更及时，互动更加密切，这样的看病模式相对传统诊疗方式更加实时有效。

4. 大力培养精准医学人才，建立精准医学行业标准

国内各医学院、医院以及相关研究院应通过自身努力，加快各层次精准医学人才培养，开设相关专业和方向，也可以通过和国外相关大学和研究机构开展联合培养。与此同时，我国应大力扶持并新增中

医药大学和中医院，培养各类中医精准医学人才，发展中国特色精准医学。此外，精准医学行业标准也亟待建立。目前，我国基因检测和细胞治疗在临床上已经有相应的管理办法，并建立了标准。但在健康管理领域，基因检测尚未出台管理办法，标准也缺失，导致目前整个行业混乱，产业的发展急需建立相应的行业标准。深圳华大基因应在精准医学人才培养和行业标准建立方面发挥领头羊作用。而中医药标准体系则应根据《中医药标准化中长期发展规划纲要（2011—2020年）》尽快建立，同时要抓紧建立中医药国际标准，为在全球推广中医精准医学奠定基础。

5. 完善精准医学产业链及产学研融合

精准医学产业链主要包括疾病筛查与诊断、数据解读、个性化治疗与用药三个环节。精准医疗产业涉及基因测序技术、造影技术、3D打印技术、器官移植技术等各种高新医疗技术。目前全球精准医学市场规模已经突破600亿美元，未来5年，全球精准医学市场规模还将持续快速增长，因此精准医学引起了国内医疗机构、企业和资本市场的高度关注。我国应合理布局精准医学产业园，将精准医学上、中、下游企业整合起来，将企业、医学院、医院和第三方检测机构整合起来，形成精准医学产学研高度融合，推动精准医学产业链趋于完善，从而大幅度降低精准医学成本，为普及精准医疗奠定基础。与此同时，要大力发展完善中医药产业链，在中药材种植、采摘、加工、研发、生产、销售过程中严格推行"6P"，包括中药材种植生产质量管理规范（GAP）、现代中药和植物药提取生产质量管理规范（GEP）、药品生产质量管理规范（GMP）、药品经营质量管理规范（GSP）、药物临床试验质量管理规范（GCP）、药品非临床研究质量管理规范（GLP）等，提高中药材质量，提升中医药疗效，推动中医精准医疗的发展。

第六章 精准医疗产业链分析

一、精准医疗的基础——基因测序

1. 基因测序内涵

每人体内约有一万亿个细胞，每个细胞有 23 对染色体，这些染色体中包含的 DNA 由 A、T、C、G 四个碱基排成序列构成。基因测序是一种新型基因检测技术，通过血液或唾液，分析一条 DNA 中四个碱基对的顺序，通过大规模的计算分析，辨认基因序列，从而获取遗传信息，预测罹患多种疾病的可能性。基因组（Genome）是一个细胞或者生物体所携带的全部遗传信息。全基因组测序（Whole Genome Sequencing）是指一次测定某种生物的全部基因序列的过程。基因测序是建立"组学"大数据库和分析的基础，推动精准医疗实现"同病异治"和"异病同治"。精准医疗旨在向患者提供疾病精确诊断和个性化的治疗方案，并将医疗技术提升到病前预防水平。相关技术的发展有两个要素：一是构建"组学"大数据样本库，如基因组学、转录组学、蛋白组学等；二是探究基因型与样本表型的关联，通过生物信息学分析和遗传诊断，建立遗传信息与临床检验和影像学等数据的关联关系，实现精确的疾病分类和诊断，制定个性化的疾病预防和治疗方案，做到"同病异治"和"异病同治"。上述两要素都与基因测序密不可分。

（1）个体间基因组 0.5% 的差异可被基因测序捕捉

人体基因组由 30 亿对碱基组成，不同人之间基因组的差别只有千分之五。正是这不到 1% 的差别与外部环境共同决定着人体表型，如高矮胖瘦、酒量、乳糖耐受以及疾病等。基因测序是通过采集血液、体液或细胞，使用测序仪器获取被检测者的 DNA 序列，然后利用生物信息学方法将该基因信息与已知的基因突变数据库进行比对，并分析其中的异常突变信息，进而诊断疾病，甚至用于患病风险的预测。人体基因组测序内容主要包括靶向重测序、外显子测序、转录组测序和全基因组测序。

（2）基因测序是基因检测的基础和主流技术

基因检测技术，应用分子生物学的方法检测患者体内遗传物质的结构或表达水平的变化，以实现精准诊断，从而指导更优的治疗方案。目前基因检测常见手段包括聚合酶链式反应（PCR）、荧光原位杂交技术（FISH）、基因芯片技术（Gene Chip）、转录介导的扩增（TMA）和基因测序技术等，其中基因测序是其他四种检测方法的基础和主流技术。

2. 基因测序技术的发展历程

1953 年人类发现了 DNA 的双螺旋结构，1970 年代中期，Maxam和 Gilbert 通过化学降解法测定了 DNA 序列；同时 Sanger 也发明了双脱氧链终止法。自第一代测序技术问世以来，经过 30 多年的发展，基因测序技术取得重大进展，以高通量为特点的第二代测序技术已经成熟并开始大规模商业化应用，以单分子测序为特点的第三代技术也在快速发展。它的出现极大地推动了分子生物学的发展，引发了生物学、医学、药学领域的变革。

（1）第一代测序技术

第一代 DNA 测序技术主要是 1975 年由桑格（Sanger）和考尔森（Coulson）提出的经典的链终止法。1977 年，桑格测定了第一个基因组序列，是噬菌体 X174 的，全长 5375 个碱基，自此人类获得了窥探生命遗传差异本质的能力，并以开始步入基因组学时代。

20 世纪 90 年代中期发明了第一台基于此法的全自动 DNA 测序仪，并采用荧光染料代替同位素标记，用集束化的毛细管电泳代替凝胶电泳，通过计算机进行图像识别，由应用生物系统公司推上市场，它将基因测序带入自动化时代。第一代测序技术的主要特点是测序读长可达 1000bp，准确性高达 99.999%，但其测序成本高、通量低等方面的缺点，严重影响了其真正大规模的应用，也是至今唯一可以进行"从头测序"的方法。人类基因组计划采用的第一代 Sanger 测序技术，历时 13 年，耗资 30 亿美元。同一时期还出现了一些其他的测序技术，如焦磷酸测序法、链接酶法，它们为二代测序技术的发展奠定基础，前者是 Roche 公司 454 测序技术的基础，后者是 ABI 公司 SOLID 技术的原理，共同点都是利用了 Sanger 中的可中断 DNA 合成反应的 dNTP。

（2）第二代测序技术

21 世纪初，随着人类基因组计划的完成，人们进入功能基因组时代，传统的测序方法已经不能满足深度测序和重复测序等大规模基因组测序的需求，这促使了第二代测序技术的诞生。

第二代测序技术最显著的特征是高通量，能同时对几十万到几百万条 DNA 分子进行序列测序，极大地降低了测序成本、提高了测序速度，同时保持了较高的准确性，把完成一个人类基因组的测序的时间由最初的 3 年缩短到 1 周。然而第二代测序技术在测序前要通过 PCR 手段对待测片段进行扩增，增加了测序的错误率。而且二代测序产生的测序结果长度较短，需要对测序结果进行人工拼接，因此比较适合于对已知序列的基因组进行重新测序，而在对全新的基因组进行测序时还需要结合第一代测序技术。目前全球使用量最大的第二代测序机器是Illumina 公司的 Solexa 和 Hise，这两个系列的技术核心原理是相同的，都是边合成边测序的方法。

（3）第三代测序技术

在经过前两代技术的发展之后，测序技术在近些年又出现了的新的里程碑，它们是以 PacBio 公司的 SMRT 和 Oxford Nanopore Technologies 纳米孔单分子测序技术为代表的第三代测序技术。与前两代相比，他们最大的特点就是单分子测序，测序过程无须进行 PCR 扩增。其中 PacBio SMRT 技术其实也应用了边合成边测序的思想，并以 SMRT 芯片为测序载体。基本原理是：DNA 聚合酶和模板结合，4 色荧光标记 4 种碱基（即是 dNTP），在碱基配对阶段，不同碱基的加入，会发出不同光，根据光的波长与峰值可判断进入的碱基类型。

Oxford Nanopore Technologies 开发的纳米单分子测序技术是基于电信号而不是光信号的测序技术。该技术的关键之一是一种特殊的纳米孔，孔内共价结合有分子接头。当 DNA 碱基通过纳米孔时，它们使电荷发生变化，从而短暂地影响流过纳米孔的电流强度，灵敏的电子设备检测到这些变化从而鉴定所通过的碱基。该公司推出的纳米孔测序仪有望解决目前测序平台的不足，纳米孔测序的主要特点是：读长很长，大约在几十 kb，甚至 100kb；错误率目前介于 1% 至 4%，且是随机错误，而不是聚集在读取的两端；数据可实时读取；通量很高（30x 人类基因组有望在一天内完成）；起始 DNA 在测序过程中不被破坏；以及样品制备简单又便宜。理论上，它也能直接测序 RNA，它还能够直接读取出甲基化的胞嘧啶。

另外一种技术是基于半导体芯片的新一代革命性测序技术——Ion Torrent. 该技术使用了一种布满小孔的高密度半导体芯片，一个小孔就是一个测序反应池。当 DNA 聚合酶把核苷酸聚合到延伸中的 DNA 链上时，会释放出一个氢离子，反应池中的 PH 发生改变，位于池下的离子感受器感受到 H^+ 离子信号，H^+ 离子信号再直接转化为数字信号，从而读出 DNA 序列。Ion Torrent 相比于其他测序技术来说，不需要昂贵的物理成像等设备，因此，成本相对来说会低，体积也会比较小，同时操作也要更为简单，速度也相当快速，除了 2 天文库制作时间，整个上机测序可在 2—3.5 小时内完成，不过整个芯片的通量并不高，目前是 10G 左右，但非常适合小基因组和外显子验证的测序。

深圳市瀚海基因科技有限公司科研团队历时 3 年艰苦攻关，自主研发用于临床的第三代单分子测序仪 GenoCare。日前，中美科学家联合在国际知名生物学预印杂志 BioRxiv 上发表论文，首次展示了使用瀚海基因 GenoCare 第三代单分子测序仪完成了大肠杆菌的基因组测序，准确率达到 99.7%。这也意味着，瀚海基因 GenoCare 第三代单分子测序仪成为目前全球准确率最高且唯一用于临床应用的第三代基因测序仪。

总体来看，第一代和第二代测序技术除了通量和成本上的差异之外，其测序核心原理都是基于边合成边测序的思想。第二代测序技术的优点是成本较之一代大大下降，通量大大提升，但缺点是所引入 PCR 过程会在一定程度上增加测序的错误率，并且具有系统偏向性，同时读长也比较短。第三代测序技术是为了解决第二代所存在的缺点而开发的，它的根本特点是单分子测序，不需要任何 PCR 的过程，这是为了能有效避免因 PCR 偏向性而导致的系统错误，同时提高读长，并要保持二代技术的高通量、低成本的优点。

技术带动下的行业变革

①测试成本骤降伴随着技术的不断革新，测序成本不断下降，使基因测序的广泛应用出现可能

根据 NHGRI 的统计，自 2001 年起尤其是 2006 年新一代测序技术推出以来，DNA 测序成本以超"摩尔定律"的速度不断降低，从单个基因组 1 亿美元下降到目前的 1000 美元，这预示着测序成本不断降低的趋势仍会继续。这将使得生命科学领域的研究得以广泛进行，最终推动医疗行业的变革，惠及广大人民群众。

②应用范围不断扩展，行业迎来高速发展期

基因测序应用前景巨大。对于重大疾病的早期预防（体检）、用药指导、药物筛选以及其他农业、食品等非医学用途均具有重大意义。目前基因组测序成本已跌破 1000 美元，对基因组的解读、临床大数据的积累也已开始。行业的发展前景在于应用，上游技术革新带动下游需求增长，下游需求又拉动整个产业的发展。随着第二代基因测序仪器的普及，基因测序在科研、药品研发和临床领域的应用开始快速增长，特别是药品研发和临床领域的应用保持 15% 以上的增速，面向个人消费者的序幕才刚刚拉开。同时新兴领域的应用（如个人基因测序、司法鉴定、移植分型）等目前较为小众的应用领域也在快速地发展着，前景广阔。

临床应用领域市场潜力最大，目前主要包含生育健康、肿瘤个体化诊断和治疗、遗传病、传染病、移植分型等，较为成熟的是生殖健康方面的应用，未来的发展方向在个性化诊疗方面，随着技术的不断完善，该领域将出现巨大的机遇。其中最成熟的是无创产前基因检测 NIPT。国内基因检测基本都是以医院外包给华大基因、贝瑞和康等独立基因检测服务提供商的模式。基因检测服务主要分为四大步：即采取

血样、基因测序、数据分析与最终反馈。这些步骤对实验室的稳定性和操作的专业性具有较高的要求，基于技术、成本等因素的考虑，目前医院自主进行此类基因检测服务的可能性较低，预计未来几年外包模式将继续保持主流模式地位。

科研领域在国家不断加大生物、医学、农学发展的大背景下，保持稳定高速的增长。服务于该领域的基因测序企业目前处于加速分散的阶段，随着技术的进步，基因测序仪器价格逐渐下降，测序成本和操作难度降低，现在很多的科研机构已经可以利用从 Illumina 等公司购置的基因测序仪展开基因测序工作。门槛的降低将带来行业的高速发展，但是由于信息分析依旧存在着较高的技术壁垒，高质量的基因测序及信息分析服务依旧会集中在少数数据积累丰厚的企业中。

药物研发领域通过使用基因测序筛选药物适应的病人群体，提高药物研发的效率，它的出现对于药物研发具有里程碑的意义。目前二代基因测序技术已经开始应用于靶点识别和验证、超高通量成分筛选、生物标志物、病人分层、临床诊断等早期研发到临床实验的各个阶段。当然，二代测序技术在药物研发上的应用还属初级阶段，也面临着数据存储、解读以及标准化的问题。但随着测序成本的降低，大数据分析能力的提升，基因诊断和个体化治疗的不断发展，越来越多效率更高、副作用更小、更为特异的新药将会不断涌现。

个性化诊疗时代

现代医学观念变化之一是从"治疗"向"预防"转变。实现这一目标的有效手段之一就是建立个人遗传健康档案以及重大疾病预警机制。要达到及早预防的目的，必须充分了解基因与人类疾病健康的关系，这要依赖临床数据库的不断积累，并通过生物信息解读展开充分发掘。这个过程可能还很漫长。另一方面，部分疾病在不同地域、种族间具有明显特征差异，很多基于欧美人种的研究成果无法直接应用于亚洲人。未来通过解读特异于中国人的遗传密码，建立了有国家和民族特色的遗传药理学理论体系，并将以此为基础开启个体化诊疗时代。虽然现阶段局限较多，但随着基因检测成本的下降，数据库的完善，基于基因检测的个性化诊疗时代必将到来。个性化诊疗时代的一项重要服务是 DNA 信息咨询，它的基本模式是利用互联网和快递寄送，将检测试剂盒送至用户手中，再由其将采集样本送回公司，结合完善的数据库，对测序结果进行分析，预测结果也可直接从网上查询获取。比如：提供亲缘分析或亲子鉴定服务；提供疾病风险评估，用户根据某些已知基因位点的检测结果，对可能存在的疾病进行预防和治疗。

　　肿瘤个体化治疗是基因测序最有应用前景的领域：根据 Illumina 预测，二代基因测序技术目前应用市场总规模为 200 亿美元，肿瘤领域占比 60%。近几年新发现的癌症基因和相关靶向药不断涌现，推动了癌症个体化治疗时代的到来。血液中循环肿瘤细胞（CTC）的发现有望使基于 CTC 单细胞测序技术的新型肿瘤诊断监测技术成为继无创产检之后的另一个重量级应用。

　　基因测序技术在肿瘤个体化治疗过程中主要有两个方面的应用：致癌基因的检测和靶向用药。先利用基因检测技术对患者的基因进行测序，发现致癌基因，进而寻找患者适用的肿瘤靶向治疗药物或者其他适宜的治疗手段。也可以对易感人群进行检测，尽早采取措施防患于未然，例如著名女星安吉丽娜·朱莉对自己的基因组做了全测序，在检测到可能具有罹患乳腺癌的风险之后，切除了双乳房。但是，基于基因测序技术的肿瘤个体化医疗要实现临床常规化应用目前尚不成熟，还面临较多困难，例如肿瘤种类繁多，致病机理尚不完全明确，缺乏标准化的临床指南等。

3.基因测序应用

在医学方面,基因测序在检测遗传病、基因突变、各种慢性病症,以及针对某种疾病的特定基因测试中有广泛的应用。目前我国基因测序服务产品以科技服务为主,很多医院、制药公司和生物科研机构,都需要高效快捷、价格低廉的基因测序服务。不仅如此,针对他们的研究目的和需求,还可以提供有针对性的全套解决方案。

基因测序技术已经覆盖了产前诊断,包括染色体疾病、单基因病、多基因病的遗传病诊断,以及药物的个体化治疗等多个领域。新一代测序技术结合序列捕获技术,可以对上百种单基因遗传病同时进行检测,为临床诊断和突变筛查提供参考。

（1）临床疾病治疗

人类基因组计划完成之后,随着基因组学的迅猛发展,一批人类疾病相关的基因被揭示后,其被迅速用于疾病的风险评估、预防、诊断和治疗。近年来,随着新型测序技术的发展和应用,更多的遗传病和恶性肿瘤的基因诊断得到了迅速的推广和应用。迄今为止,科学家已经发现了大约60个基因与临床治疗有关。例如,BRCA基因突变的妇女有80%的可能性患有乳腺癌,因此可以进行乳房切除术进行早期预防。

（2）遗传疾病筛查

对于那些单基因控制的疾病,比如地中海贫血、血友病、红绿色盲等,检测的准确率极高,接近100%。现已发现单一位点遗传疾病7000多种,并且能够进行基因诊断的疾病在以每年10—50种的速度递增。利用新一代测序技术结合序列捕获技术,可以对上百种单基因遗传病同时进行检测,为临床诊断和突变筛查提供参考。

（3）无创唐筛

检测唐氏综合征一般是采取孕中期抽取孕妇外周血的方法，对于高危人群再用羊水穿刺术进行确诊。而外周血的检测方法准确率只有70%，也就是说剩下30%的孕妇本来并不需要进行羊水穿刺手术，现在却因为准确率误差而必须承受手术带来的0.5%的流产风险。而无创产前基因检测的准确率能达到95%以上，一旦无创产前基因检测提示高危，孕妇再行羊水穿刺术，风险就小得多。并且这种技术还能适用于有羊水穿刺禁忌证的孕妇，比如先兆流产、RH阴性血、胎盘位置低、试管婴儿等。

（4）药物的个性化治疗

个性化医疗（又称精准医疗），是指以个人基因组信息为基础，结合蛋白质组、代谢组等相关内环境信息，为病人量身设计出最佳治疗方案，以期达到治疗效果最大化和副作用最小化的一门定制医疗模式。通过鉴别病患的基因突变，医生就能得知某种治疗方式的利弊。通过基因检测来指导个体化用药，可以提高药效和安全性。

典型的应用领域包括：①癌症。癌症对个性化医疗的需求是多方面的：对癌症的治疗也需要进行准确的诊断。只有在准确诊断的基础上，医生才能确定使用什么药物，以及所需药物的剂量，选定副作用最少和效果最好的治疗方式。除此之外，对致癌基因的认识也十分重要，可以通过分析患者致癌基因（称为致癌性基因），来识别肿瘤细胞的特征，以便更好地控制这些细胞。也可以通过药物改变致癌基因或基因中的一部分，并进行癌症治疗，某些药物可以治愈包括黑皮肤癌、乳腺癌在内的部分癌症。②组织分型。在器官或者组织移植中，个性化医疗可以帮助患者找到最合适的供体，使得排异的可能性降到最低。③血液学。个性化医疗还能为患者确定抗血凝药物的剂量，从而避免潜在的副作用。④艾滋病。个性化医疗能为艾滋病感染者确定 HIV 病毒的类型，提供最合适的治疗，以及探测可能发生的突变。

目前美国拥有 2000 多家从事人类基因序列分析的公司，个性化医疗的时代即将来临。基因组学信息的临床应用需要五个步骤，了解基因组的结构、了解基因组生物学特性、疾病相关生物学、药物科学的进步以及医疗保健效力的进一步提升。

4. 基因测序产业链分析

自第二代测序技术诞生以来，全球基因测序市场总量从 2007 年的 794.1 万美元增至 2013 年的 45 亿美元，预计未来几年全球市场仍将继续保持快速增长，2018 年达到 117 亿美元。伴随技术快速发展的是产业链上相关企业的博弈，上游仪器制造市场基本形成了稳定的格局，中下游企业正在发力，不断开拓基因测序的应用市场，分工逐步明确，形成了面向消费群体：科学研究、药品研发、临床领域和个人用户的以设备和耗材供应商、测序服务供应商以及生物信息分析服务商为主体的产业链上下游。其中，前景最为广阔的临床应用领域，包含遗传病检测（无痛产前检测、新生儿单基因遗传病检测）和癌症检测（肿瘤个性化用药指导和遗传性肿瘤易感基因检测等），目前国内发展较好的是无创产前检测，市场空间巨大，成长性良好。基因测序产业链上仪器与数据分析是核心环节，技术壁垒最高，中游的第三方测序服务机构是联通产业链不同环节的桥梁，通过使用基因测序仪器和生物信息分析软件为医院、药企和研究机构提供第三方测序服务。数据分析是目前行业发展的瓶颈环节，由于数据库是决定检测比对结果精准度的重要因素之一，因此是数据分析软件提供商主要的竞争壁垒之一。

由于仪器生产和数据分析是产业发展最核心的环节，只有具有仪器生产能力和数据分析能力的企业才能真正实现全产业链的整合，因此产业链上各龙头公司都在积极进行上下游扩展，构建基因测序全产业链服务，行业呈现出蓬勃发展的趋势：Illumina 于 2013 年先后收购测序服务提供商 Verinata 和数据分析软件供应商 NextBio，华大基因也研发自己的数据分析软件 Hecate 和 Gaea，同时收购美国测序仪制造商 Complete Genomics 等。

（1）基因测序产业链上游：基因测序设备和耗材

基因测序仪器是基因测序的基础，目前为止已有两代成熟的技术：第一代基因测序技术，即 Sanger 测序技术；第二代基因检测技术（NGS），主要有 illumina 的 Solexa、Hise 技术、Roche 的 454 技术和 ABI 公司 Solid 技术，该代技术是目前最稳定，应用范围最广的基因测序技术。国际市场上 NGS 仪器被国外几个企业所垄断，主要以 Illumina 的 Hise 技术为主；在开发中的第三代基因检测技术，以 SMRT 技术和单分子测序技术为主。

Illumina 占据了全球设备市场 70% 以上的份额，它生产的第二代高通量测序仪 Hise 系列一直是市场上最为畅销的产品。赛默飞世尔（原 Life Technologies）以 16% 的市场占有率居第二；罗氏排名第三，市场占有率为 10%；而 Pacific Biosciences 仅占市场份额的 3%。

国内企业在该领域的发展相对滞后，目前多采取与国外公司合作授权的形式进入该领域，主要有华大基因的 BGISEQ1000（基于收购的 Complete Genomics 的测序平台）、DA8600（基于 Life Technologies 的 Ion Proton 测序平台）和贝瑞和康（与 Illumina 合作生产新型测序仪）等；另外紫鑫药业（与中国科学院北京基因组）自主研发的测序仪已正式发布。

（2）基因测序产业链中游：基因检测及分析服务

基因检测及分析服务是连通产业链上下游的枢纽，具有巨大的市场潜力，其中信息分析的发展将会带来从预防到治疗等领域的革命性的变化。《生物产业发展"十二五"规划》中，明确提出，"十二五"期间，我国的生物产业要完成10000种微生物、100种动植物组基因测序、发现约500个新的功能基因、转化应用5个以上有重大经济价值的基因或蛋白，国家在该领域的投入将不断加强，带动整个产业的跨越式发展，为企业打开国际市场奠下深厚的根基。中国测序平台拥有量仅次于美国，全世界规模较大的基因组研究中心有多个在中国，其中华大基因（BGI）拥有世界上数量最多、种类最齐全的第二代测序仪，产能约占全球的10%—20%。由于测序服务技术壁垒较低，主要面向科研市场，国家缺乏准入标准和质量控制规范，众多小企业呈现疯狂生长的状态，仅提供一代测序服务的企业就有上百家。受益于科研及医疗服务需求的快速增长，中国的基因测序产业成全球发展速度最快的地区之一，2012—2017年间CAGR达到20%—25%。

基因测序生成的海量原始数据需要进行专业分析，才能解读出其中的遗传信息，因此利用计算机科学和信息技术揭示大量而复杂的生物数所蕴含的信息对于整个基因测序行业尤为重要。然而，当前的信息分析仍处于较为原始的阶段，对相关信息的解读严重不足，能够有效利用的信息极少。Ebiotrade的调查结果显示，数据分析是使用基因测序技术的最大难题。目前仅有25%的受访者选择外包，大部分使用者选择第三方软件自行分析。随着未来数据量越来越庞大，选择专业化的信息分析公司进行外包将成为一种趋势。目前这一市场份额较小，但也蕴含着巨大的市场潜力。众多互联网巨头已涉足这一领域，将极大地推动该行业的快速发展。Google和DNAnexus合作打造开放式DNA数据库，双方将一起为科研人员免费提供DNA数据库信息，亚马逊数据云的公共信息平台上也有类似的数据库。另外，Google和比尔·盖茨还投资了一家提供癌症全基因组测序及分析的公司 Foundation Medicine（被罗氏收购）。互联网公司拥有较好的资金及技术优势，它们的进入必将对这一发展前景广阔的行业起到很好的推动作用。

数据分析是基因测序服务的最大难题。

（3）基因测序产业链下游：医疗应用、科研应用、商业应用等

基因测序行业的下游产业主要包括医疗应用、科研应用、商业应用等，目前科研应用占比最大，其次是商业应用，医疗应用占比最小，主要有两个方面原因：①技术不成熟，②目前缺乏相关政策引导，医疗应用处于灰色地带，随着技术的发展、相关监管措施的实施，医疗应用逐渐进入正规化、快速化的发展渠道。预计未来几年，该行业将继续做大，在共同分享增长红利的同时，医疗应用保持最高增长，逐步取代科研应用占据最大份额。特别是无痛产前诊断及肿瘤个性化领域，将分别成为行业的突破口和爆发点，前景很好。

5. 基因测序产业发展分析

（1）生命周期

近年来基因测序行业发展迅速，我国尚处于起步阶段。

基因测序是精准医疗队重要一环，随着技术的进步以及成本的下降，近年来发展迅速，从 2007 年的 7.94 亿美元增长到 2013 年的 45 亿美元，复合增长率为 33.5%，预计未来几年依旧会保持快速增长，2018 年将达到 117 亿美元，复合增长率为 21.1%。

我国基因测序行业尚处于起步阶段，期间经历了"放开—禁止—放开"的发展过程，由于测序市场经营混乱，产品良莠不齐，多次出现损害消费者权益的事件，二代基因测序于 2014 年 2 月被计生委以及 CFDA 联合叫停临床应用，时隔一年终于再次开闸，共有 100 多家医疗机构入选临床试点。二代基因测序产前筛选与诊断试点的工作内容包

括：产前筛查与诊断前咨询，知情同意书签署，临床资料手机和标本采集，检测报告审核使用，检测后临床咨询，高风险孕妇的后续临床服务，追踪随访，信息统计上报等。

（2）市场规模

2013 年 3 月 13 日，影星安吉丽娜·朱莉（Angelina Jolle）自曝已经接受预防性的双侧乳房切除术，以降低罹癌风险。朱莉自称做手术是因为她有基因缺陷，罹患乳癌和卵巢癌风险较高。"朱莉效应"使得人们认识到基因测序的用途，同时也推高了为她做检测的万基遗传股价。以乳腺癌检测为例，每年全球大约有 150 万妇女患乳腺癌，以每次检测 500 美元计，可形成全球每年 7.5 亿美元的市场。

根据 Illumina 的测算，基因测序的市场规模有 200 亿美元左右。其中，肿瘤学 120 亿美元、生命科学 50 亿美元（包括生命科学工具、复杂病症、农业基因以及影响因子和宏基因组）、生育和基因健康 20 亿美元（孕妇和新生儿童的检测，以及基因健康）、其他应用 10 亿美元。目前，我国基因测序市场中，产前基因检测较为著名，如以国家规定的 3500 元 / 次的费用计，按照我国每年 2000 万左右的新生儿计算，产前基因检测市场能达到 700 亿元人民币。

2013 年全球测序产品及服务市场约 50 亿美元，如果加上基因测序下游应用的市场规模，这一数字达到 200 亿美元以上，2020 年全球测序产品及服务市场规模将达到 200 亿美元，下游应用空间更是千亿美元以上。

俯瞰全产业链，从仪器开发到产品的推广应用，美国都走在全球前列，特别是仪器及耗材的供应几乎垄断了全球市场，作为基因测序行业的追随者，我国企业目前在基因测序服务及信息分析领域处于世界领先地位，包括华大基因、贝瑞和康都在各自的领域在国际上有一定地位，随着全产业链的快速发展，我国企业积极投入基因测序相关领域，未来几年行业将迎来高速发展期。

根据国际市场的发展历程，结合国内基因测序的发展现状，我国从2015年起进入 NIPT 的快速增长期，同时肿瘤个性化治疗也在快速推进，单基因疾病诊断、胚胎植入前检测也已进入试点检测项目，肿瘤检测、人类基因组测序也在研发中。随着中国经济的发展和基因检测的普及，估计在中国基因检测的人群在5%左右，每年至少在300万人以上，并在逐年递增，市场空间极其巨大。

（3）市场格局

国内基因测序市场格局：集中于中游。

基因测序产业链上游为测序仪器、设备和试剂供应商，中游为基因检测服务提供商，下游为数据的分析和使用者，包括医院、药企、科研机构和病人。其中上游企业最为强势，由于技术寡头垄断的原因，上游企业主要是海外公司，包括 Illumina、LifeTech、Roche 等。

①基因产业的上游——软硬件供应

上游（检测仪器、试剂）主要与外商合资。产业链的上游基本被美国企业所垄断，国内起步较早的诸多企业均选择使用外国公司提供的仪器和试剂，或与国外公司达成合作，只有少数几家企业正在自主研发仪器。目前，多家海外公司已经与国内公司达成了合作。包括贝瑞和康与 Illumina；达安基因与 LifeTech；华大基因收购 Complete Genomics 等。

2011年11月，贝瑞和康与 Illumina 公司建立长期合作伙伴关系，合作内容包括高通量基因测序系统解决方案，以及相关硬件设备、配套试剂及软件的研发、生产和注册工作进展。Illumin 将凭借其在新一代高通量测序领域的专业优势为贝瑞和康提供最先进的技术支持，以满足贝瑞和康目前和将来在中国无创产前检测市场的开发需求。

2012 年，达安基因已与 Life Technologies 成立合资企业在中国成立体外诊断技术合资企业 Life-达安诊断，主要研发癌症、传染性疾病和遗传疾病的体外诊断分子试剂，扩展毛细管电脉冲技术在我国的临床诊断应用。其中，达安基因投资金额为 1488.6 万元人民币，占注册资本的 42.5%；Life Tech 的全资子公司英潍捷基投资 2013.99 万元人民币，占注册资本的 57.5%。

2013 年，华大基因通过其全资子公司 Beta Acquisition Corporation 以 1.176 亿美元完成对美国人类全基因组测序公司 Complete Genomics（简称"CG"）的收购。华大基因也在 2013 年第四季度购入 49 台 Life Tech 新一代测序仪 Ion Proton，用于外显子组和转录组测序，以及异倍体筛查研究。同时，华大基因也是 Illumina 公司的最大客户，在其深圳和香港的机构运行着超过 100 台的 Hise 2000 测序仪。

②基因产业的中游——"测序工厂"

国内大的测序企业很多都集中在中游。他们需要投入资金，从上游获得设备或者技术，然后提供测序服务。服务价格普遍低于国外同行，只能赚取服务费，能拿到的收入比例也有限。尽管如此，但测序市场潜力巨大，目前，中国的基因检测服务商提供的服务大多都局限于产前检测。据统计，每年有 1600 万新生儿，如果 10%—15% 孕妇能在产前做检测，以华大基因的收费标准 450 元来计算，有 10 亿左右的市场。服务提供商能否获利取决于能否挖掘出巨大的市场潜力。

③基因产业的下游——数据的分析和使用

基因产业的下游应用主要依赖于生物信息学的发展。生物信息学（Bioinformatics）是在生命科学的研究中，以计算机为工具对生物信息进行储存、检索和分析的科学。它是当今生命科学和自然科学的重大前沿领域之一，同时也将是 21 世纪自然科学的核心领域之一。其研究重点主要体现在基因组学（Genomics）和蛋白质组学（Proteomics）两方面，具体说就是从核酸和蛋白质序列出发，分析序列中表达的结构功能的生物信息。

生物信息学是一门利用计算机技术研究生物系统之规律的学科。其研究工具是计算机，研究方法包括对生物学数据的搜索（收集和筛选）、处理（编辑、整理、管理和显示）及利用（计算、模拟）。20 世纪 90 年代以来，伴随着各种基因组测序计划的展开和分子结构测定技术的突破和 Internet 的普及，数以百计的生物学数据库如雨后春笋般迅速出现和成长。对生物信息学工作者提出了严峻的挑战：数以亿计的 ACGT 序列中包涵着什么信息？基因组中的这些信息怎样控制有机体的发育？基因组本身又是怎样进化的？具体而言，生物信息学作为一门新的学科领域，它是把基因组 DNA 序列信息分析作为源头，在获得蛋白质编码区的信息后进行蛋白质空间结构模拟和预测，然后依据特定蛋白质的功能进行必要的药物设计。基因组信息学、蛋白质空间结构模拟以及药物设计构成了生物信息学的三个重要组成部分。

（4）市场价格

基因测序价格大幅降低。

若干年前测定第一条基因序列时，其成本高达 27 亿美元，而现在成本已经降至 1000 美元以下，预计到 2019 年将降至 100 美元左右；根据美国国立卫生研究院的数据，2001 年年底测定每兆碱基的成本为 5300 美元，而到了 2014 年，这个数字降低到了 0.05 美元。人类基因组计划耗时 13 年，耗资 30 亿美元；而在今天，测定一个完整的人类基因组序列大约在 1 天内即可完成，花费只有数千美元。

根据摩尔定律（Moore's Rule），由于科技的发展，每 18 个月信息的密度会翻一番，因此等量信息的成本相应下降一半。据美国国立卫生研究院的统计，在 2001—2007 年间，每条基因组和每兆碱基的测定成本曲线基本与摩尔定律（Moore's Rule）基本吻合，测定的实际价格变化基本与摩尔定律走势相同，实际价格与理论相差值在 30% 左右波动。根据 NIH 数据显示，基因测序在 2008 年成本有一次大幅下降（2008 年年底的成本比 2007 年年底降低了 99%），2009 年到 2011 年，每年价格下降 70% 左右，之后两年为 20%，目前仍在稳定下降中。2008 年以后到现在，实际价格比摩尔定律估算的价格要低 98% 以上。

二、精准医疗的核心竞争力——大数据

精准医疗未来的核心竞争力是大数据，精准来自于大数据。精准医疗之所以精准，很重要的一个原因是获取了大量的数据。"大数据"技术的发展为基因技术开启新阶段提供了基础条件。华大基因战略规划委主任朱岩梅认为，一个人的全基因图谱产生的数据大概是 60 兆，如果要研究其遗传关系，还要建立其家庭基因档案，这就需要采集、储存海量的数据。精准医疗的核心是把人群细分，将病人个体化的行为和数据进行精准的解读，给出精准的解决方案，这个过程非常复杂，需要大量的医疗数据。对各种群体进行相关数据的采集，是分析、解读的基础。经过几十年的发展，基因测序仪器发展到高通量新一代，使基因测序的成本大大降低，并能大幅提高检测的效率和准确性，这为精准医疗提供了技术保障。

1. 大数据内涵和战略地位

大数据产业指以数据生产、采集、存储、加工、分析、服务为主的相关经济活动，包括数据资源建设、大数据软硬件产品的开发、销售和租赁活动，以及相关信息技术服务。大数据产业是一种新型的现代服务业。

大数据成为塑造国家竞争力的战略制高点之一，国家竞争日趋激烈。一个国家掌握和运用大数据的能力成为国家竞争力的重要体现，各国纷纷将大数据作为国家发展战略，将产业发展作为大数据发展的核心。美国高度重视大数据研发和应用，2012 年 3 月推出"大数据研究与发展倡议"，将大数据作为国家重要的战略资源进行管理和应用，2016 年 5 月进一步发布"联邦大数据研究与开发计划"，不断加强在大数据研发和应用方面的布局。欧盟 2014 年推出了"数据驱动的经济"战略，倡导欧洲各国抢抓大数据发展机遇。此外，英国、日本、澳大利亚等国也出台了类似政策，推动大数据应用，拉动产业发展。党中央、国务院高度重视大数据在经济社会发展中的作用，党的十八届五中全会提出"实施国家大数据战略"，国务院印发《促进大数据发展行动纲要》，全面推进大数据发展，加快建设数据强国。

2016 年 12 月 18 日，为贯彻落实《中华人民共和国国民经济和社会发展第十三个五年规划纲要》和《促进大数据发展行动纲要》，加快实施国家大数据战略，推动大数据产业健康快速发展，工业和信息化部编制并发布了《大数据产业发展规划（2016—2020 年）》

2. 大数据的特点

"大数据"不仅有"大"这个特点，还有很多其他的特色。总体而言，可以用"4V+1C"来概括。

Variety（多样化）：大数据一般包括以事务为代表的结构化数据、

以网页为代表的半结构化数据和以视频和语音信息为代表的非结构化等多类数据,并且它们的处理和分析方式区别很大。

Volume(海量):通过各种智能设备产生了大量的数据,PB 级别可谓是常态,一些企业每天处理的数据量都在几十 GB、几百 GB 左右,目前国内大型互联网企业每天的数据量已经接近 TB 级别。

Velocity(快速):大数据要求快速处理,因为有些数据存在时效性。比如电商的数据,假如今天数据的分析结果要等到明天才能得到,那么将会使电商很难做类似补货这样的决策,从而导致这些数据失去了分析的意义。

Vitality(灵活):在互联网时代,和以往相比,企业的业务需求更新的频率加快了很多,那么相关大数据的分析和处理模型必须快速地适应新的业务需求。

Complexity(复杂):虽然传统的商务智能(BI)已经很复杂了,但是由于前面 4 个 V 的存在,使得针对大数据的处理和分析更艰巨,并且过去那套基于关系型数据库的 BI 开始有点不合时宜了,同时也需要根据不同的业务场景,采取不同的处理方式和工具。

以上新时代下"大数据"的特点决定它肯定会对当今信息时代的数据处理产生很大的影响。

3. 医疗行业大数据应用价值

基于现有电子信息产业统计数据及行业抽样估计,2015 年我国大数据产业业务收入 2800 亿元左右,年均复合增长率保持 30% 左右。到 2020 年,技术先进、应用繁荣、保障有力的大数据产业体系基本形成。大数据相关产品和服务业务收入突破 1 万亿元。

①帮助医生临床诊断

大数据的第一个应用是临床诊断。这首先体现在对病人的数据分析。精准地分析病人的体征、治疗费用和疗效数据，可避免过度治疗、避免副作用较为明显的治疗。通过进一步比较各种治疗措施的效果，医生可更好地确定临床最有效、效益最好的治疗方法。

其次体现在临床决策系统。通过将医生处方和医疗专家库医学指导比较，系统可提醒医生避免出错，如药品不良反应、过度使用抗生素等，帮助医生降低医疗风险。美国的一个儿科医院通过使用临床决策支持系统，两个月内减少了40%的药品不良反应。

最后是可以让临床医疗数据更加透明。美国疾控中心公布了医疗数据，帮助病人做出更明智的决定，从而选择性价比更高的治疗方案。通过告诉病人多种不同的医疗方案，病人可以自己选择治疗方案。美国还公开发布不同医院的医疗质量和绩效数据，这有助于督促医院改进医疗服务质量。仅仅这个医疗临床决策系统，对美国来讲，一年就能减少1650亿美元医疗支出。

②实现远程监护医疗

大数据的第二个应用是计算机远程监护。

首先，通过收集数据，医生可以更好地判断病人病情。比如，充血性心脏衰竭的治疗检查费用非常高。但是通过大数据分析发现，凡是充血性心脏衰竭的病人，他的颈静脉会扩张。所以根据颈静脉扩张的检查，就能判断他是不是充血性心脏衰竭。而颈静脉的检查，根本就不要成本，摸一下就够了。而这也是通过大量数据的搜集而总结出来的。

其次，通过对数据的收集和分析，可实现计算机远程监护，对慢性病进行管理。比如，充血性心脏的标志之一是由于保水而增加体重，因此通过远程监控体重可发现相关疾病，提醒医生及时采取治疗措施，防止急性状况发生。

最后，计算机远程监护还可以减少病人住院时间、减少急诊量，提高家庭护理比例和门诊医生预约量。

③加快药品研发入市

大数据的第三个应用是医疗研发。一是体现在预测建模。通过收集临床实验前期和结果的数据，可以评价新药的安全性、有效性以及潜在的副作用，提高研发效率。原来，一般新药从研发到推向市场的时间大约为13年，使用预测模型至少可以提早3—5年。

二是临床实验设计的统计工具和算法。通过挖掘病人数据，可以评估和招募患者是否符合试验条件，并进一步找出最合适的临床实验基地，从而加快临床试验进程。

三是通过分析临床试验数据和病人记录，可以确定药品更多适应证或副作用。

四是个性化治疗应用，通过对大型数据集（例如基因组数据）的分析，研究遗传变异，实现个性化医疗和调整药物剂量。在某些案例里，通过减少处方药，减少了30%—70%的医疗成本。另外，早期发现肿瘤的治疗和手术费用，是后期发现的一半。

五是大数据疾病模式和趋势分析可帮助企业做出战略性研发及投资决策。

大数据还可应用于合成生物学，比如DNA的编程，我们把人的DNA分解，从中找出哪一个DNA会影响什么。还有新药的设计和合成、中药的药理分析等。

④防止医疗诈骗

大数据不仅可以应用在临床诊疗，而且在医院的定价付款方面也有用处。首先是防止医疗诈骗。建立索赔数据库和相应的算法，可以记录医疗诈骗和索赔行为，防止医疗诈骗。美国每年有2%—4%的医疗索赔是欺诈性行为。

其次是药品定价计划的应用。美国药企可以参与药品定价，但必须承担治疗风险。也就是如果药品治疗效果好，药品可以定价高一些；如果治疗效果不好，药品就要降价。通过建立数据库和监测，能实现这个目标。

上述做法有利于控制医疗保健成本的开支，有利于患者以合适的价格获得基于医疗研究的创新药物。同时，医药产品市场准入门槛更高，医药企业也可更有针对性地推出疗效药品。

⑤用于商业及公共政策制定

大数据还可应用于医疗商业模式。汇总患者的临床记录和保险数据并加以分析，可提高医保支付方、医院和药企的决策水平，药企可生产出治疗效果更好的药品。

另外，通过社交网络在线平台，患者之间可分享治疗经验，医生可交流治疗方案见解。美国有一个叫 PatientsLikeme.com 网站，病人可通过网站分享治疗经验。同时，这个网站对医生是免费的，对于药品公司是收费的。这样，药品公司可以在这个网上介绍药品，病人也可以从医生那里获得医疗常识。

大数据还可用于公共健康监控。公共卫生部门可对覆盖全国的电子病历数据及社区居民的医疗数据进行分析，可用于流行病、慢性病调查、趋势分析和预警，为进一步制定防治、干预计划提供了有力的参考依据。另外，通过提供准确、及时的公众健康咨询，公众健康风险意识大幅度提高，居民感染传染病的风险降低，医疗索赔支出减少。

4. 基于大数据的精准医疗服务体系

（1）基于大数据的精准医疗服务主要提供精准诊断、精准治疗与精准药物。

①**精准诊断**。目前精准诊断主要是指分子诊断。首先，通过电子病历等系统完整收集患者临床信息记录，利用生物样本库等完整采集患者生物样本信息；其次，通过基因测序平台采集患者分子层面的信息；最后，利用基于大数据的生物信息学分析工具对所有信息整合分析、可视化展现，形成精确的临床诊断报告，帮助医生预测疾病的发生、发展和结局。

②**精准治疗**。对医生而言，这一环节是指收集患者信息及样本，利用组学和大数据分析技术对大样本人群与特定疾病类型进行生物标记物的分析、鉴定、验证、应用，从而精确寻找到病因和治疗靶点，为临床决策提供精确的支持和依据。对患者来说，精准治疗则指患者将获得精确的最佳药物及用药效率、无效药物及副作用等信息。

③**精准药物**。精准药物是精准医疗的本质体现，是指根据疾病类别进行靶向特异性药物研发，利用基因组个体差异指导用药。靶向特异性药物在提高临床疗效方面已经取得巨大进展，但在药物毒性和治疗抵抗领域面临巨大挑战。未来的药物研发需针对疾病亚型，体现更高的特异性和更低的毒性。

（2）应用支撑技术体系

技术体系主要包括生物样本库、生物信息学、电子病历和大数据分析技术。前三个方面是精准医疗的前提条件，最后一个方面则是实现精准医疗的关键。

①**生物样本库**。转化医学研究为精准医疗提供重要的组学数据和临床医学信息，是其重要的组成部分。生物样本库保存并提供人类生物资源及其相关信息，是转化医学研究的重要资源，因此被认为是精准医疗的前提条件之一。通过统计学、分子生物学、计算机科学等领域的方法和软件，结合组学技术，开展队列和疾病研究，分析生物样

本库中的生物样本，发现和验证生物标志物，真正体现生物样本的资源保障作用。

②**生物信息学**。生物信息学综合利用统计学、分子生物学、计算机科学，存储和分析生物数据，研究重点包括基因组学、蛋白质组学、蛋白质空间结果模拟、药物设计等。结合患者信息和实验结果，生物信息学可以发现蛋白质、基因、代谢产物等生物标志物，从而帮助确定药物设计和诊疗方案。

③**电子病历**。生物标志物的发现需要临床数据与患者样本数据相结合。因此，电子病历需要承载整合生物信息数据、临床数据、患者基本信息等信息的功能，从而为基因和分子信息分析以及其他数据分析奠定基础。

④**大数据分析**。利用数据挖掘、本体等大数据分析技术方法对医疗云、服务器集群等数字化平台中存储的精准医疗大数据进行转化规约，并可视化展现给患者、医生、生物制药公司等不同用户，实现"正确的目标、正确的药物、正确的患者"的"金三角治疗"。

（3）基础设施

基础设施主要是指数据生成、存储、分析和展现过程中的软硬件和网络。数据生成设施包括基因测序平台、移动健康监测设备、电子病历系统等，数据存储设施包括医疗云和服务器仓库等，数据分析设施包括生物信息学、大数据分析技术和工具，数据展现设施包括基因组浏览器、IGV 等图形化软件。在网络方面，主要依赖智慧医疗卫生信息专网，也需考虑与其他领域网络的融合性、共享性和安全性。

（4）生物医学研究知识网络

生物医学研究知识网络主要是指涉及人类疾病知识的各种数据库，其内容包括临床诊断、病理分析等表型信息和基因组、转录组、蛋白质组等各种生物分子信息。生物医学研究知识网络数据库以个体为中心，根据知识库，将从一个个体获取的各种类型的生物学数据之间建立起高度的内部联结，从而准确挖掘致病因子或者诊断标记物，对特定的个体患者进行准确的个性化诊断和治疗。

（5）安全保障

安全保障主要涉及生物样本数据、电子病历数据等的数据隐私、数据保护、数据安全和数据正确使用问题，其内容包括数据可及、数据权限、数据保密性和数据来源等。

三、免疫细胞产业链分析：精准治疗的中间层次是细胞免疫治疗

1. 行业监管和政策

根据《医疗技术临床应用管理办法》及《首批允许临床应用的第三类医疗技术目录》，自体免疫细胞（T 细胞、NK 细胞）治疗技术作为第三类医疗技术，由卫计委负责临床应用准入审批和管理。此外，细胞制备实验室应参照 GMP 标准建设，并通过省级以上食品药品监督管理部门和疾病预防控制中心认证。免疫细胞技术治疗费用标准由各地方卫生行政主管部门和物价部门联合制定。主要的行业自律性组织包括中国抗癌协会（CACA）、中国肿瘤生物治疗协会（CTBA）、中华医学会（CMA）和中国免疫学会（CSI）。

2003 年 3 月，国家食品药品监督管理总局发布了《人体细胞治疗研究和制剂质量控制技术指导原则》，要求每个方案的整个操作过程和最终制品必须制定并严格执行标准操作程序，以确保人体细胞治疗的安全、有效。

2007 年，国家发改委、原卫生部、国家中医药管理局发布了关于

细胞免疫治疗酌情收费的通知，首次将免疫疗法的价格纳入监管范围。

2009年3月，原卫生部以规范性文件形式印发《医疗技术临床应用管理办法》（卫医政发〔2009〕18号），明确将医疗技术分为三类，对第三类医疗技术实施准入管理。这个《办法》第十四条规定，"属于第三类的医疗技术首次应用于临床前，必须经过卫生部组织的安全性、有效性临床试验研究、论证及伦理审查。"规定第三类医疗技术由卫生部负责技术审定和临床应用管理。研究机构证实动物试验和临床试验有效，提交申请给卫生部，经卫生部审定批准后再用于临床治疗。

2011年11月，国家"十二五"生物技术发展规划（国科发社〔2011〕588号）明确发展重点包括："针对恶性肿瘤、心脑血管疾病、遗传性疾病、自身免疫性疾病等严重威胁人类健康的重大疾病，开展一批靶向基因治疗、细胞治疗、免疫治疗等前瞻性的生物治疗关键技术研究，以关键技术的突破来带动重点产品的研发，加快生物治疗技术应用于临床治疗的速度。"

2012年，国务院通过的《生物产业发展规划》（国科发社〔2012〕65号）明确将抗肿瘤药物、治疗性疫苗、细胞治疗等列为重要发展和重点支持的产业，国家医保体系也将细胞免疫治疗技术纳入医保报销的范畴。

2016年10月10日，中国医药生物技术协会发布《免疫细胞制剂制备质量管理自律规范》。

2. 市场规模状况

癌症的发病率是影响免疫细胞治疗技术市场规模的重要因素。世界卫生组织下属国际癌症研究机构（IARC）于2018年9月发布了2018年最新全球癌症统计数据《全球癌症报告》，提供了全球185个国家和地区36种癌症的发病率、死亡率等相关数据。2018年全球新增1810

万例癌症病例（男性 950 万，女性 860 万），死亡人数达 960 万（男性 540 万，女性 420 万），全球癌症负担进一步加重。全球范围内 1/5 的男性和 1/6 的女性均会患癌，1/8 的男性和 1/11 的女性会因此死亡。2018 年 2 月，中国国家癌症中心发布了最新一期的全国癌症统计数据。据估计，2014 年全国恶性肿瘤估计新发病例数 380.4 万例（男性 211.4 万例，女性 169.0 万例）。

基于适应证扩大到主要癌症种类，联合治疗能支持高昂价格模式并扩展适应证，及延长治疗周期的假设，花旗银行分析师认为，未来 10 年癌症免疫治疗药物用于 60% 的晚期癌症患者，有可能会成为潜在的最大药物类别，肿瘤免疫治疗在 10 年内有潜力形成 350 亿美元的市场规模。就目前而言，免疫单抗药物、抗癌疫苗和过继性免疫细胞疗法代表了免疫治疗的未来发展方向。随着免疫治疗技术的逐步推进，未来市场潜力可期。

细胞免疫医疗已经被纳入我国医保体系，预计随着人们生活水平的提高、保健意识的增强，提升免疫力的需求将会越来越大，此类技术在肿瘤预防及保健方面将有广阔的市场空间。

3. 产业链分析

免疫细胞治疗行业的市场已初具规模。行业的供应方主要来自上游的试剂、耗材、科研相关大型仪器等制造业，需求方则是提供医疗服务的相关机构。

（1）上游供应商

细胞治疗行业的基础是拥有专业的细胞制备仪器和必要的生物产品（包括抗原、抗体、酶、培养基、培养瓶、培养袋等），其先进性、稳定性、精确性对本行业服务质量及效率有直接的影响。由于技术研发需要原材料的高质量保证，因此，公司对上游供应商进行筛选后确定合格供应商。

（2）中游企业

免疫细胞治疗行业的中游企业主要是提供技术服务的相关企业。相关企业主要提供免疫细胞的分离、培养、检测和鉴定服务。利用各自的研发优势和技术特点，提供具有较高质量的技术产品和服务。同时企业也提供符合国家 GMP 标准的免疫细胞制备实验室，为下游客户提供细胞培养和鉴定的生物平台。

（3）下游客户

免疫细胞治疗的临床应用目前大致有两种模式：一是完全由医疗机构组织人员、购置设备、进行实验室建设、推动技术研发等来为临床科室提供合格的免疫细胞制剂；二是由专业的细胞技术服务企业向医院提供医院所需的技术服务，人员、设备、实验室由企业负责组织、建设和管理，企业对医院采集的患者血液样本进行细胞体外培养，经检测合格后再交给医院，由临床医护人员回输至患者体内。因此，专业提供细胞治疗技术服务的企业属于第二种模式，它的下游客户即是医疗机构。

无论是向医疗机构提供服务，还是医疗机构向患者提供相关治疗方案，免疫细胞治疗技术的被认可和接受程度，是影响采用免疫细胞治疗技术的客户数量的主要因素。

4. 主要影响因素

（1）有利因素

①国家政策重点支持

2011 年，国家发布"十二五"生物技术发展规划，明确指出要开展一批靶向基因治疗、细胞治疗、免疫治疗等前瞻性地生物治疗关键技术研究，以关键技术的突破来带动重点产品的研发，加快生物治疗技术应用于临床治疗的速度。2012 年，国务院也通过《生物产业发展规划》将抗肿瘤药物、治疗性疫苗、细胞治疗等列为重要发展和重点支持的产业。国家医保体系也将生物细胞免疫治疗技术纳入医保报销的范畴。

国家政策的不断出台，推动细胞免疫治疗行业的发展条件不断优化。作为国家重点支持的产业，细胞免疫治疗技术有望获得更好的发展。

②观念的转变有望加速概念普及

随着技术的不断进步，免疫细胞治疗方法表现出更好的针对性和抗瘤作用。目前，免疫治疗方法通过和传统疗法相结合，能够很好地抑制肿瘤的后遗症，解决微小病灶等问题。随着技术概念的不断普及，免疫细胞治疗技术有望在临床获得更大的关注。医院对相关技术的接受程度和需求将会不断增加，由传统的谨慎引入转为更开放的状态，消费态度的转变，可以带动相关产业的进一步发展。

③居民支付能力的不断提升

目前，得益于国家整体宏观经济的向好发展，居民可支配收入不断增加，居民的支付能力不断提高。城镇居民和农村居民的收入规模逐步放大。伴随着居民收入的提高，用于医疗保健的支出也在逐年攀升。在居民收支水平提升的同时，国家也在不断健全社会基本医疗保障体系，不断扩大医保规模和覆盖范围，逐步建立起涵盖城镇职工医疗保险、城镇居民医疗保险、新型农村合作医疗保险等基本医疗保险，加入企业医疗保险和个人医疗保险作补充，以此建立起多层次的社会医疗保险体系。这在一定程度上减轻了居民接受高昂技术服务时的负担。

（2）不利因素

①行业标准和规范亟待制定

虽然国家确立了将免疫细胞医疗作为重点产业进行支持的政策，但与之相配套的规范和标准尚未出台。缺乏具体的行业监管约束和整体质量管控标准，将导致行业内部规范性不强。免疫细胞行业的标准作业程序以及效果评价机制尚不健全，市场各方由此产生质控差异，会阻碍行业的进一步发展。

"魏则西事件"的发酵给所有还在期待行业爆发的免疫细胞治疗企业当头一棒。2016年5月，国家卫计委召开整治会议，免疫细胞治疗被要求停止应用于临床治疗。监管趋严导致行业"断崖式下跌"。2014年挂牌新三板的免疫细胞治疗第一股合一康（832521）业绩大幅下降。免疫细胞治疗行业已有80%以上的公司倒闭或退出行业，只有少数有技术和资金的实力公司靠其他业务度过寒冬。产业将在寒冬中重建规范似乎成为业内共识。高特佳投资集团研究部负责人李国林博士对记者表示，随着行业洗牌，有技术和资金的公司应联合临床机构、监管机构共同推动行业标准和规范的制定。

②地区资源的分配不均

免疫细胞医疗需要配套高素质的技术人才和高质量的制备仪器，同时也需要严格的实验室环境来进行细胞培养和检测。由于我国经济发展自有的地区差异，导致医疗资源在地区分配不均。免疫细胞医疗目前在我国开展的区域有限，影响范围不如预期。这将会影响免疫细胞治疗技术在更大范围内的推广和适用。

5. 肿瘤免疫治疗分析

肿瘤免疫治疗分析是指应用免疫学原理和方法，通过激发和增强机体抗肿瘤免疫应答，并应用免疫细胞和效应分子输注宿主体内，协同机体免疫系统杀伤肿瘤、抑制肿瘤生长，打破免疫耐受的治疗方法。由于其副作用小、治疗效果明显，正逐渐成为未来肿瘤治疗的发展方向，被称为继手术、放疗和化疗之后的第四大肿瘤治疗技术。

（1）肿瘤免疫治疗产业链

国外肿瘤免疫治疗产业以免疫治疗药物为主，而我国肿瘤免疫治疗产业主要包括三个部分，免疫细胞存储、肿瘤免疫治疗药物、细胞免疫疗法，其中以细胞免疫疗法为主。免疫治疗药物主要包括非特异性免疫刺激剂、肿瘤疫苗、免疫检验点单抗三类，细胞免疫疗法主要指过继细胞免疫治疗（ACT），主要以 NK 细胞和 T 细胞两类效应细胞为基础衍生出的各种治疗方法，包括 NK、CIK、CTL、TCR-T、CAR-T 等。国内主要公司包括：北陆药业、银河投资、安科生物、姚记扑克、恒瑞医药、君实生物、香雪制药、百济神州、双鹭药业、西比曼、中源协和、冠昊生物等。

（2）肿瘤免疫治疗产业现状

我国肿瘤免疫治疗产业包括三个部分，免疫细胞存储尚存争议，而肿瘤免疫治疗药物处于早期探索阶段，大部分公司集中在细胞免疫疗法，普遍门槛低、规模小，全国性的公司很少，大多是区域性的覆盖为主。主要包括两种类型，一类是偏市场拓展的综合性公司：渠道资源＋管理运维＋技术更新；另一类是技术研发型公司，免疫学或临床专家的课题项目，吸引高新技术企业跨界投资，整合资源。有研发实力的公司业务模式基本是通过上游产品销售（培养基、试剂盒、细胞培养仪等）和细胞治疗技术服务（非特异性治疗技术）/细胞存储来保证现金流，用以支持新技术的临床试验（特异性治疗技术）。管理运维能力和渠道资源，将对技术的产业化起到重要作用，仍然是短期内公司保持及复制成功运营模式的关键，而如果想要扩大应用规模并获得长久的发展，具有临床疗效的产品和技术才是真正的核心。

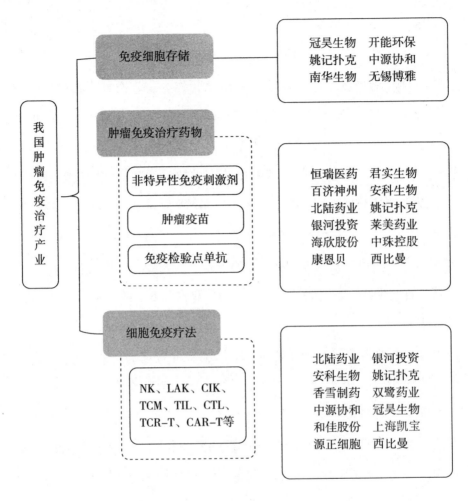

我国肿瘤免疫治疗产业示意图

①细胞免疫疗法一般治疗流程：病人采血，培养，5—10天左右进行第一次回输（DC、CIK），一般回输8—10次（原理上一次回输保证一定的量效果更好，但目前多为分次）。一次采血量为30ml—80ml外周血（以前细胞培养技术较差时用采血机采单核细胞循环采血）。

②治疗成本差异较大，支付方式趋于自费

主要构成部分包括：a.培养基，成本占比较大，进口约2000元/升，目前应该要低于这个数，之前市场上主要是Gibco, Takeda（更关注科研市场，用量不大）（贴牌销售，国内没有研发团队），国产培养基已可以达到日本培养基质量。不同治疗时期细胞因子需要的量不同，成本也不同，如肿瘤早期，细胞好养，细胞因子需要量不大（标准较高的实验室使用量是固定的）。b. 仪器和设备，主要是采血和培养，耗材基本都是进口，相当贵。此外还有二氧化碳培养箱、生物安全柜、冰箱等费用。

细胞免疫疗法本身不是一个标准化的产品，统一定价的方式将逐步取消。不同的技术，耗材不同，最终的成本也不同；同一个技术，不同公司的成本差异也很大，如 CIK 是国内占有率最高的品种，但因产品质量相差上千倍，有的成本只有几百元，但国内很多省物价局都对肿瘤免疫治疗给出了统一的定价，一般在 2.4—3 万元 / 疗程，整个治疗收费在 10 万左右。CAR-T 由于技术难度大，成本就更高。培养基和细胞因子成本不高，病毒成本最高。非病毒转染技术的成本比慢病毒技术较低，目前用慢病毒技术，在一般制备水平下，大概需要 10 万元成本（可以回输 3 次，一个疗程）。CAR-T 在美国定价是 30—50 万美元，未来国内临床如果收费，可能会在 30 万元（整个治疗）左右。所以对公司和医院而言用简单的方法毛利就高，如 CIK 毛利率很高，NK 就不太高，CTL 的就更低。

目前有两种收费方式，一类是按回输次数，如 2000—4000 元 / 次，一种是按疗程，3 万元 / 疗程，医保按比例报销，去年有十几个省在医保目录，未来趋势是逐步取消。进医保有利于走量，帮助经济实力欠缺的病人，不进医保有助于提高行业门槛，保证技术质量。

③医生接受度、患者满意度参差不齐

医生的接受度取决于医院和疗效。全国普遍现象为：越是大医院越是严谨，越是受限制较多，治疗开展的并不多；而越是小医院越是偏远的地区越是开展的多，甚至有些小医院的肿瘤免疫治疗成为其增加收入的重要来源。此外也有院内合作的问题，如301医院，有自己的实验室，与临床沟通得好，很多治疗方案都是和化疗配合应用，如果与医院沟通不好，医院将优先卖化疗药，最后不行了再进行免疫治疗。细胞治疗的方向大家都是肯定的，但现阶段很多临床医生不认可的根本原因还是疗效，现有常规治疗方案的改变，如果不能保证疗效，医生将承担不起责任，有疗效的方法医生还是愿意尝试的。随着技术的进步和观念的更新，医生的接受度正逐步提高。

患者的满意度取决于医院级别和介入阶段，较小的医院，很多患者到晚期才采用免疫治疗，效果差满意度很低；大型医院，早期患者多，介入早治疗效果好，满意度较高。日本做法是病人发现肿瘤后先存血，然后正规手术放化疗治疗，医生会根据情况加入细胞治疗。

④免疫细胞存储存在争议

业界对健康人的免疫细胞存储存在较大争议，一种认为年轻和年老、肿瘤患者的TCR组和其他抗癌免疫细胞数量活性有很大差异，因此提出免疫细胞存储，给未来买保险。目前有两种存储类型：a.外周全血免疫细胞，PBMC（外周血单核免疫细胞：包括淋巴细胞、单核细胞、吞噬细胞、树突细胞），混了很多干细胞；b.细胞提纯，单独冻存，如CD3-/CD16+/CD56+的细胞群、CD3+的细胞等，含量都比较少。有公司收费是存储10年趸交收费3万元，存储20年趸交（趸（dǔn）交是一个保险术语，就是一次性付清所有保费）收费3.6万元。另一种认为是概念或国家战略，技术上如果有干细胞的发展就没有存储的必要。

非特异性疗法正待洗牌，临床数据是基础，管理运维是关键。目前大部分公司是与医院合作建立实验室的模式，并且大部分是做DC-CIK，有临床疗效，但存在过度宣传。如前所述由于该疗法操作难度大，很多公司为控制成本只做了CIK，并没有做DC，导致临床效果不好，病人不满意，医院赚大头，公司赚的越来越少，很多钱花在了渠道上。而按照高标准操作的公司屈指可数，如上海细胞治疗工程技术研究中心、中赢方舟、西比曼、英普乐孚、赛傲生物、永泰免疫、中源协和等，以及当年申报过CFDA的单位，包括天津肿瘤医院、307医院等总后医院。截至目前还没有一家公司做到了1%的市场，大的做到几千万，小的做到几十万，公开报道的销售收入比较高的公司包括中美康士和上海柯莱逊，但是否每家医院都能有稳定的病人数量，合作医院是否还在继续等这些都不确定。

随着越来越多的公司和投资机构关注肿瘤免疫治疗，医生对该疗法的认识越来越全面，要求也越来越高，想要得到医生的认可，首先必须有临床疗效，而国内CIK治疗都不是按照严格的临床试验设计的，而是回顾性的，等做上几百例后一回顾，没有严格筛选病人、没有分组、没有对照，临床疗效无法验证。所以越来越多的大公司都开始注重临床数据的收集工作，开始做临床试验，无论是为了应对国家政策还是为临床疗效储备证据，都是有备无患。同时，如何在保证临床疗效的基础上维持与医院的稳定合作，并拓展更多的医院，管理运维能力，将对技术的产业化起到重要作用，并成为短期内公司保持及复制成功运营模式的关键，管理运维能力不仅仅指渠道资源优势，还包括产业资源整合能力、市场拓展能力等综合实力。特异性疗法及药物研发争相布局，技术创新是动力，临床疗效是核心CAR-T技术，虽然代表了特异性免疫疗法当前发展的潮流，但存在过热势头，该技术在我国尚处于非常早期的研究阶段，因其技术复杂、费用昂贵、实体瘤疗效欠缺等问题，国内研究可能会在一段时间后趋于冷静。目前甚至很多是看了文献就做，有些临床医生想领先，只要说是做CAR-T的，就会找两个病人先试试，试了如果没效就结束了，不会长久。类似于这样给临床医院提供 CAR-T 做实验的，国内有一些实验室，但到目前为止正规临床研究的很少。

国内做 CAR-T 研究有公开信息的医院主要包括：北京 301 医院、北医三院、北大国际医院、北大一院、上海东方肝胆医院、仁济医院、同济医院、长海医院、中山医院、浙医一院二院、山大齐鲁医院、华西医院、三军大新桥医院、三军大第一附属医院、广东省第二人民医院等。

国内做 CAR-T 研究相关公司主要包括：北陆药业（中美康氏）、安科生物（博生吉）、姚记扑克（上海细胞治疗工程技术研究中心）、银河投资（南京生物）、西比曼（NASDAQ：CBMG）、北大未名（与 Baylor 合作）、药明康德（与 JUNO 合作）、科济生物等。其中公开报道进展靠前为西比曼、安科生物、姚记扑克。

国内做免疫检验点单抗研发相关公司主要包括：北陆药业（中美康氏）、姚记扑克（上海细胞治疗工程技术研究中心）、银河投资（南京生物）、恒瑞医药、君实生物、百济神州、中美华世通等。其中公开报道进展靠前的为恒瑞医药、君实生物、百济神州。

第三方实验室 / 中心实验室模式将成趋势

细胞免疫疗法上，目前国内公司与医院的合作模式主要有院内建实验室和第三方实验室两种。院内建实验室又分两种情况：a. 公司投资在医院建实验室，一般一个实验室投入约几百万，2015 年年初已经叫停不予新批，但以前的可继续；b. 以医院为主体，自己有实验室，公司提供技术，是目前比较多的模式。这种模式技术水平和管理水平落后，很少有通过 GMP 认证的实验室，甚至有些医院用的是几十年前的培养方法。采取利润分成，公司与医院的分成比例为 5:5、7:3、8.5:1.5 不等，公司净利润相对较少，于医院而言除了纯利润分成以外还有其他附加受益，如住院检查等。一般的合作期限为6—8年，所以如果没有持续更新的技术和临床疗效，门槛不高，很容易被替代。依赖医院渠道资源、质控标准低、技术更新滞后等都为院内实验室模式带来较高的投资风险，未来将逐步淘汰。

第三方实验室也叫中心实验室，是严格按照GMP管理，辐射周围医院提供细胞制备产品和服务。其专业化、标准化、规模化的特征，保证了产品的安全有效，同时专业支撑以保证研发的持续进步，每个技术流程都有专利保护，比较容易形成护城河，壁垒较高，但前期投入较大，一个1000平米的实验室投入约需要3000万元。与医院的合作不采取分成形式，根据各省物价按例收费，摆脱了对医院关系的过度依赖，更加市场化，将成为未来公司提供技术服务的发展趋势。

第三方实验室在国外已经开始产业化，日本最为成熟，称为细胞制备中心（CPC），美国和台湾则是要求有GTP证书，就可以给医院提供产品，但国内还没有类似规定，也未明确主管部门。目前国内已有一些公司与国外展开合作，积极筹建GMP中心实验室，并推动相关标准的起草，等待准入机会。第三方实验室的发展取决于两个因素，一是政策，细胞制备实验室的管理规范，如同现在的医学检验所；二是大环境，包括反腐力度、医疗改革、医院管理等。

衍生附加值：基因测序、大数据。基因测序技术随着市场的不断成熟，将在肿瘤诊断和治疗中有着更加深度的应用，如建立TCR受体基因、MHC分型、T细胞亚群分析等技术平台，为肿瘤免疫治疗、靶向治疗等制定有效治疗方案提供参考，而肿瘤的免疫治疗也将成为基因诊断市场导流的重要入口。此外，也将会有越来越多的公司利用掌握病人样本资源的优势建立大数据平台，为询证医学、转化医学、大数据分析提供支持。

（3）肿瘤免疫治疗技术进展

我国整体处于与美国基本同步并加速追赶的状态。全球进入临床研究的主要是 TIL、CTL、TCR–T、CAR–T 等疗法，对 CIK 的临床研究几乎没有，而 CIK 细胞在我国较为普遍，偶有报道其抑制肿瘤生长同时提高肿瘤患者的生存质量。目前在该领域，我国与美国处于基本同步并加紧追赶的状态，在肿瘤免疫治疗药物研发和特异性免疫疗法 CAR–T 上尚存较大差距，在政策和技术的不断支持和进步下，将为我国肿瘤免疫治疗的发展注入动力。

（4）肿瘤免疫治疗技术壁垒

技术壁垒随着治疗技术和思路的发展不断增加。

肿瘤免疫治疗广义的可分为特异性和非特异性疗法，我国目前广泛使用的是非特异性，操作相对简单，而特异性疗法、肿瘤疫苗和免疫检验点单抗等技术难度大，正处于研究初期，其中 CAR–T、TCR–T 细胞疗法、PD–1/PD–L1 免疫检验点单抗是目前国内外研究的热点。

肿瘤的过继细胞免疫疗法（ACT），也可分为非特异性和特异性，前者包括 NK、CIK 等，后者包括 DC–CIK、CTL、TCR–T、CAR–T 等。特异性和靶向性的治疗是目前研究的重点和未来的发展方向。以下为业内专家们在实践中总结的国内主要使用的各种疗法的特点和应用现状。

①辅助治疗，以前肿瘤免疫治疗多为三大疗法之后才会考虑的辅助治疗方案，用来维持肿瘤稳定、降低放化疗副作用。

②联合治疗，目前多采用与其他疗法和药物联合治疗，改善患者免疫功能，清除肿瘤微小残留，延长总生存期。

③主流疗法，随着研究的进展、技术的成熟，肿瘤免疫治疗将成为肿瘤治疗的主流，治疗阶段也将前移，实现患者的完全、长期缓解，以及彻底治愈。很多专家甚至认为"免疫治疗 +"是未来的趋势，也就

是说三大疗法将成为肿瘤免疫治疗的辅助方案，现行的常规肿瘤治疗方案将被颠覆。

④多种免疫疗法的联合使用，如治疗性疫苗与免疫检验点单抗联合用药、CAR-T疗法与免疫检验点单抗联合使用等，一方面激活，一方面去除抑制，也将成为研究和治疗的趋势。

⑤配合基因或蛋白水平的检测，诊断递呈的抗原多肽，筛选肿瘤特异性抗原，以保证治疗的精准性。

肿瘤免疫治疗的趋势，正逐渐演进。

质控标准也至关重要。细胞治疗虽然是一种临床应用技术，但其产品更偏向于药品，临床使用安全性风险较大，尽管治疗方法在不断的迭代改进，优劣势各有不同，但如果要达到相对较好的治疗效果，如果没有严格的 GMP 管理（包括 GMP 车间、管理体系、全过程质控、全员质量管理等），就无法保证安全性。目前在各种肿瘤免疫治疗中，除了 CAR-T、TCR-T 细胞疗法、PD-1/PD-L1 免疫检验点单抗等技术门槛相对较高，其他技术门槛相对较低，如果严格按照高标准去做，多少都是能起到改善生存质量的效果，甚至有的可以延长生存期。关于具体的质控指标，国家没有统一标准，都是企业标准，每个实验室每个产品都不同，业界较为推崇的主要是 4 个指标，以及其较高标准为：a. 细胞纯度，达到 90%—95%；b. 细胞活力，达到 90% 以上；c. 肿瘤杀伤力，体外肿瘤细胞株共培养的杀伤率达到 80% 以上，体内鉴于微环境的差异会不同；d. 细胞数量，达到 1×10^9。

（5）肿瘤免疫治疗政策向好，监管更加严格

我国从一开始对细胞治疗抱有很高的希望，很希望走在世界前列，但国内情况复杂，包括技术、管理、收费等种种原因导致政策的波动，然而国家对细胞治疗支持的态度并未改变，种种迹象表明，我国的肿

瘤免疫治疗已经具备了产业化的条件，并进入产业化的进程中，布局长远的企业已经做好了准备，产业即将进入发展快轨。

我国肿瘤免疫治疗政策主要有两个关键的时点，即 2009 年卫生部印发《医疗技术临床应用管理办法》，将自体肿瘤免疫治疗技术被列为第三类医疗技术管理，和 2015 年卫计委发布的取消第三类医疗技术临床应用准入审批。

（6）肿瘤免疫治疗市场空间

我国抗癌形势严峻，市场空间巨大。

我们将面临降低癌症发病率和提高癌症生存率的双重挑战。我国 2017 年癌症统计资料显示，在中国，每年新发癌症病例达 429 万，占全球新发病例的 20%，死亡 281 万例。而在癌症生存率上，5 年生存率，美国为 66%，中国是 30.9%；70 岁以上癌症幸存者，美国占比 1/2，中国仅为 1/3。

肿瘤免疫治疗的市场空间巨大。免疫系统是人体自身的医生，而肿瘤免疫治疗被认为是唯一有可能彻底治愈癌症的方法，目前肿瘤免疫治疗多数被用于晚期肿瘤患者，但将来可能会像化疗一样，成为癌症治疗的一线方法。预计到 2025 年有 100—150 亿美元的市场只是个开始，未来 10 年 60% 的癌症病人将采用免疫治疗，在美国达 350 亿美元。就国内而言，专家估计三年内将达到几百亿的市场规模。

（7）免疫细胞靶向治疗分析

肿瘤免疫细胞靶向治疗的研究进展。近年来，过继性免疫治疗肿瘤在世界各国继续得到关注，有作者报道转输遗传工程淋巴细胞后黑色素瘤转移灶消退，转输的细胞 1 年后在血液循环中仍存在。然而，免疫细胞治疗的一大障碍是缺乏肿瘤特异性靶向。基于免疫细胞的抗肿瘤靶向治疗直接将免疫细胞靶向肿瘤细胞，这将成为人类攻克癌症具有战略意义的研究方向。

免疫细胞靶向治疗的种类有如下四种：

①**基于 T 细胞的靶向治疗**：限制 T 细胞抗肿瘤免疫治疗的一大环节是 T 细胞如何接近肿瘤。表达嵌合抗原受体（Chimeric Antigen Receptor，CAR）的 T 细胞过继性治疗是一种新的有前途的肿瘤免疫治疗，其治疗策略是用人工免疫受体遗传重组 T 细胞，通过 CARs 靶向肿瘤细胞，并由 T 细胞受体功能摧毁肿瘤。这种基因修饰 T 细胞的策略已经成为现实。迄今为止，研究者设计出的 T 细胞已经能够靶向几种类型肿瘤细胞表面存在的肿瘤相关抗原，如上皮细胞癌表面存在的抗原 epCAM、卵巢癌细胞表面存在的 α–叶酸和淋巴瘤表面的 CD19 等。临床前和临床研究均证实，靶向 IL–13Rα2、EGFRV Ⅲ 和 HER2 的 CARs 遗传重组 T 细胞免疫治疗对胶质瘤有效。促红细胞生成素肝细胞癌 A2 可能是胶质瘤的有效靶点。Chow 等构建了 EphA2 特异性 CARs T 细胞，这种 T 细胞治疗对 EphA2 阳性胶质瘤患者有效。无疑，基于 T 细胞的靶向治疗是一种有效的肿瘤治疗方法。

②**基于树突状细胞的靶向治疗**：转染抗原至树突状细胞从而增强细胞毒性 T 细胞反应是一个有前途的免疫治疗策略。这种方法也通过产生 T 滤泡辅助细胞而增强机体免疫。如何使肿瘤抗原直接靶向至 DC 发挥最大的功效呢？目前主要的策略是针对 DC 表面的若干 C 型凝集素受体设计靶向策略。DC 表面的 C 型凝集素受体包括 DEC205、DC–SIGN 等，可制备抗这些受体的单克隆抗体，与肿瘤抗原偶联，再与 DC 孵育，肿瘤抗原通过靶向 C 型凝集素受体被 DC 更好地摄取，进行 Ⅰ 类和 Ⅱ 类抗原呈递。但这种策略只能靶向而不能充分激活 DC，因此同时偶联 TLR 配体，可同时靶向和激活 DC。研究证明，以携带肿瘤相关抗原基因的重组腺相关病毒转染树突状细胞为基础的抗肿瘤靶向性免疫治疗无严

重不良反应，对治疗患者可以耐受。

③**基于骨髓来源抑制细胞的靶向治疗**：骨髓来源抑制细胞来源于髓性祖细胞，但并不分化为成熟的 DCs、粒细胞或巨噬细胞。MDSCs 可以抑制 T 细胞和自然杀伤细胞的功能。抑制 MDSCs 的过继性治疗可以改善肿瘤患者预后。MDSCs 较其他免疫细胞更易迁移到肿瘤部位而非其他组织。利用 MDSCs 作为转运载体，Eisenstein 等设计了连接 MDSCs 的重组肿瘤腺病毒。研究证明，携带 MDSCs 的腺病毒可以延长转移性结肠肿瘤荷瘤小鼠的生存期，未发现明显的毒性反应。另外，这种重组腺病毒通过促进 MDSCs 向传统的 M1 样表型分化而发挥直接的肿瘤杀伤作用。MDSCs 可以作为抗肿瘤靶向治疗的有效载体。

④**基于肿瘤相关巨噬细胞的靶向治疗**：肿瘤相关巨噬细胞促进多种肿瘤的启动、增殖、转运、血管生成和免疫抑制。特别是 TAMs 功能改变则可以抑制肿瘤生长。靶向转导药物进入 TAMs 的细胞特异性免疫性治疗前景广阔。De Palna 等设计靶向转导寡核苷酸进入 TAMs 显示了较好的抑瘤效果，其机制可能是促进肿瘤酸性微环境的形成。

（8）免疫细胞靶向治疗的机制

①**裂解肿瘤细胞**：负载肿瘤相关抗原的 DCs 或 T 细胞，不仅通过肿瘤相关抗原将免疫细胞靶向肿瘤细胞，同时刺激抗原特异性细胞毒性 T 淋巴细胞大量增殖。CTLs 逐渐向肿瘤细胞迁移、接触、融合并最终裂解肿瘤细胞，发挥杀伤功能。Di L. 等设计的重组腺病毒转染 DCs 的免疫治疗就是通过 CTLs 直接裂解肿瘤细胞达到抗瘤效果，这也是免疫细胞靶向治疗最重要的抗肿瘤机制。

②**阻断肿瘤血管**：靶向肿瘤抗原的 T 细胞治疗可以阻断肿瘤新生血管而消灭肿瘤。肿瘤是由表达不同原癌基因的肿瘤细胞构成，其异质性导致治疗失败，而靶向表达原癌基因肿瘤细胞的治疗相对有效。研

究证明，过继性T细胞治疗可以消灭肿瘤，其机制是ATT破坏肿瘤血管。TAMs可以促进肿瘤血管生成，通过靶向TAMs的非病毒抗血管生成基因治疗已进入研究视野。

③**调节免疫微环境**：在过去的几十年里，肿瘤的诊断和治疗取得了长足的进步。基于对一些免疫细胞的认识，免疫治疗也已进入临床。这些免疫细胞联系肿瘤相关炎症而促进肿瘤发生。免疫细胞靶向治疗可能中和肿瘤微环境的炎症而可能成为一个"神奇的子弹"，而免疫抑制微环境则可能限制了目前免疫治疗的效果。靶向黑色素瘤细胞抗原的细胞毒性T细胞过继性治疗虽然使转移性黑色素瘤消退，但肿瘤也常常播散。研究显示，炎症微环境中黑色素瘤细胞表型变异可能是T细胞免疫治疗失败的机制。基于这个研究，未来的T细胞治疗策略应当同时靶向黑色素瘤抗原和非黑色素瘤抗原，确保T细胞识别分化和失分化的黑色素瘤细胞，同时阻断肿瘤微环境中的免疫抑制成分以便维持T细胞的正常功能。

（9）免疫细胞靶向治疗展望

虽然基于免疫细胞的靶向治疗部分已在临床应用，但其确切疗效有待于随机对照研究作出科学的评价。免疫治疗单独应用的疗效有限，可能对控制和预防肿瘤的播散和转移具有独特的优势。细胞因子基因导入免疫活性细胞并以免疫活性细胞为受体细胞，将细胞因子带入体内靶向部位，使细胞因子局部浓度提高，从而更有效地取得肿瘤局部及周围的抗肿瘤免疫效应，也是免疫治疗的一种策略。未来肿瘤免疫细胞靶向治疗策略是寻找免疫治疗与细胞毒药物或分子靶向药物的联合应用。

（10）免疫细胞治疗面临的问题

鉴于免疫治疗带给患者明确的临床获益，目前人们已不再对肿瘤免疫治疗疗效产生怀疑。但不容忽视的是我国细胞治疗水平至少落后国外5—10年，具体表现在：①治疗规模几乎均在实验室层面，没有专门用于临床医疗的细胞培养室。细胞因子和细胞培养基均为研究制剂，而非临床和人体使用的GMP制剂。②细胞制备和处理缺乏标准操作程序。没有制定特异性肿瘤细胞免疫技术的操作规范，不同批次存在较大差异。③缺乏具有肿瘤免疫专业队伍和学术团体，基础研究和临床治疗脱节。

尽管国内的诸多专家学者一直努力致力于免疫治疗的相关研究及临床应用，并且在肿瘤免疫治疗的临床应用方面取得了诸多成果。但除了和国外的客观差距之外，我国的细胞免疫治疗仍存在下列问题：

①临床研究重视不够

对于肿瘤疫苗及细胞治疗相关的临床研究重视不够。一方面表现为多数医生注册临床研究意识淡薄。其次国内对于DC肿瘤疫苗的监管政策不利于相关临床研究的发展，目前国内的肿瘤疫苗按照第三类医疗技术进行监管，而欧美则是按照药品进行管理。这种管理理念在一定程度上限制了细胞治疗相关临床研究的发展。

②疗效评估仍有争议

对于细胞免疫治疗的疗效评估仍有争议。

对于接受细胞免疫治疗的肿瘤患者，肿瘤评估目前仍大多采用针对实体瘤的RESIST标准或是WHO标准，但是值得注意的是免疫治疗的机制不同于化疗，因此针对化疗评效的实体瘤评价标准并不一定适用于免疫治疗。针对这种情况，尽管国际上已经提出了实体肿瘤免疫治疗新的疗效标准——免疫相关疗效标准，对肿瘤免疫治疗的发展和临床应用具有重要意义，但对于采用与化疗联合的免疫治疗方案该如何进行疗效评估仍有争议。

由于中国的实际国情，各地均有开展肿瘤免疫治疗的单位，据不完全统计，国内具备细胞制备条件的单位超过 200 家。各地开展的治疗例数逐年在增加，患者对免疫治疗的认识和了解程度也有了明显的提高，再加上国外产品的不断出现，以及媒体的传播，医疗市场需求的数量势必会增加。但是，由于国内的细胞制备处理方法不统一，存在有潜在的医疗风险。应该学习和引进美国和日本等发达国家的管理模式、技术标准、服务流程，以保障我国肿瘤免疫治疗技术的有效性和安全性。

（11）免疫细胞治疗行业壁垒分析

①技术壁垒

免疫细胞治疗技术，涵盖了临床医学、肿瘤学、基因组学、免疫学、细胞生物学、纳米医学、生物信息学等学科。跨越多学科、多领域的特点使得免疫细胞治疗行业的发展需要巨大的研发投入和较长的研发周期。同时，发展细胞治疗技术需要建立一个高标准的实验室平台，同时满足国内 GMP 标准和主管部门的要求。

②渠道壁垒

由于目前行业政策不完善，政府和医院对免疫细胞治疗进入临床应用的态度也不明朗，在市场开发和推广上存在一定难度。且免疫细胞治疗技术需要结合，因此，获取客户资源进行产品推广也需要较长的周期才能实现。

③人才壁垒

免疫细胞治疗技术因其技术难度大、研发周期长，需要持续引进和培训高素质免疫细胞技术人才。从事免疫细胞培养的细胞制备团队人员需要掌握的技能有细胞培养技术，细胞培养仪器设备使用、检查、校准，细胞培养物资采购、准备，GMP 实验室环境控制，细胞培养质量的持续改进与提高。细胞质控实验室负责落实各项细胞质量检测指标，这是决定细胞产品质量的关键环节。其人员必须是有丰富经验的流式细胞仪操作人员、微生物检测人员。这些均对人员素质提出了较高的要求。因此，掌握具有操作经验和专业基础的高素质人才，将能帮助企业在竞争中立足。

四、干细胞产业链分析：干细胞是精准医疗的绝佳载体

干细胞（Stem Cell）是一种未分化的"元"细胞，具有自我复制和多向分化潜能，主要存在于人体的脐带、骨髓、胎盘、脐带血、脂肪等组织中。在一定的诱导培养条件下，干细胞可以通过分化变成神经细胞、胰岛细胞、皮肤细胞、血细胞、骨头细胞等几乎所有的细胞。并且可以培育成骨骼、肌肉、神经以及肝、肾等多种组织和器官，有望用于治疗肿瘤、糖尿病、心脑血管疾病以及美容、延缓衰老等传统药物和治疗手段效果不明显的疾病和医疗难题。干细胞因其所具有的以上特性，被医学界称为"万用细胞"。凭借其特性，通过自体细胞增殖或组织器官再生达到治疗目的，简而言之就是一种精准的个体化自体治愈过程。而另一层面，由于不同部位和用途的干细胞产品，能够精准到达受损部位或组织器官，可以成为靶向治疗药物的载体，精确到达病变部位。与传统药物作用方式相比，干细胞载体的治疗药物，不仅可以避免消化道等其他身体系统的消耗，更可以按照病变程度，精简药量，减少化学药物对人体的损害，达到最佳效果。

干细胞技术，又称为再生医疗技术，是指通过对于干细胞进行分离、体外培养、定向诱导甚至基因修饰等处理过程，在体外繁育出全新的、正常的甚至更年轻的细胞、组织或器官，并最终通过细胞、组

织或器官的移植实现对临床疾病的治疗。

1.干细胞产业与分类

（1）干细胞产业

干细胞产业是依托于干细胞技术以满足人类各种医疗和应用需求为目的的行业种类的总称，涵盖干细胞基础研究、技术开发、临床应用及相关配套产业等领域。干细胞治疗技术代表着未来医学的一个重要发展方向，随着干细胞创新活动大力开展，干细胞产业在最近几年发展迅猛，受关注程度日益增加，在可预期内将成为最活跃和最具发展潜力的新兴产业，对经济与社会发展的影响力巨大。干细胞产业是典型的战略性新兴产业之一，具有技术含量高、投资收益高、风险大、周期长等特征。

①**技术含量高**。高技术性干细胞产业是一个知识密集、技术含量高、多学科高度综合互相交叉的战略性新兴产业。从基础研究、产品开发到应用，涉及化学、生物化学、药理学、毒理学、病理学、临床学等多个学科的专业知识，特别是在技术上，对基因工程、生物材料、胚胎克隆等前沿生物工程及相关技术进行了有效集成，使干细胞产业成为典型的新兴技术创新驱动型产业。目前干细胞治疗技术、干细胞药品开发已经开始用于其他方法无法治疗的疾病，其高技术性或许能够极大地改善现有治疗手段。

高壁垒性干细胞产业在技术、人才、资金、设施、政策等方面投入很大，形成了产业投入的高壁垒性。仅以干细胞药品开发为例，从实验室研究到临床试验，到中试，到生产，直到临床治疗，每一个环节都是高知识、高技术的密集型活动，每前进一步都需加大知识、人才、技术和资金的非比寻常的投入。

即使是干细胞产业中门槛相对低的脐带血库行业也仍然存在着高

壁垒。首先，进入本行业的政策壁垒高，各个国家均将脐带血作为特殊血库作为特殊行业进行特殊的严格管理，对企业资质及其设置、操作和运营都有一套系统的非常严格的规范和监管，使进入本行业的政策壁垒远高于其他血库行业；其次，进入后还要跨过要求更高的设备、技术、人才门槛。脐带血库要求建造高水平的实验室，配置高水平的相关配套设备，尤其是要求建立一支高水平的专业化技术团队。即便如此，要成功构建一套成熟的脐带血干细胞采集、制备、储存、检测技术系统，也至少还需要3至5年的时间。最后，干细胞产业前期投入极高，而且需要经过较长时间的运营才有可能收回成本，这也是造成该产业进入壁垒高的主要原因之一。

②**发展潜力巨大。** 比尔·盖茨在很早以前就指出，能够超越微软的公司将会出现在生物医药领域。从干细胞产业突飞猛进的发展势头来看，"科技改变人类生活"的梦想将会变为现实。据业内人士预测，干细胞产业是一个具有800亿美元市场空间的新型产业。我国的干细胞产业预计在未来五年，干细胞产业产值将从目前的20亿元增长到300多亿元。北科生物董事长胡祥更断言，干细胞产业将会产生"苹果"奇迹。

③**高风险性。** 首先，干细胞产业属于生物工程领域，按以往统计结果，开发一个生物工程药品的成功率仅有5%—10%，风险令人咋舌；其次，干细胞产业发展还不到20年，而且很长一段时间内，主要致力于干细胞技术层面的研发，涉及临床试验、临床治疗及其他应用也仅仅是最近几年的事情。从全球来看，即使是处于领先地位的美国，其国家卫生研究院的权威专家也认为，干细胞领域存在重要的技术障碍，干细胞技术产业化极不成熟，达到商业化水平的产品和服务更少，要形成一个完整、成熟、健全的干细胞产业，任重而道远。因此，干细

胞产业具有特有的技术和商业风险。最后，干细胞产业赖以发展的生物工程技术，技术创新复杂度极高，从基础研究到实际应用，是一项耗资巨大的系统工程，任何一个环节失败都将前功尽弃，存在着巨大的投资风险。

④**政策依赖性强**。首先，作为新兴技术创新驱动型产业，干细胞产业刚刚起步，很多关键共性技术需要突破，要建立完整的产业架构，必须做好大量持续的准备工作，必须有国家和地方政府的优惠政策支持做保障才能做到；其次，干细胞产业属于民生工程，带有很强的公共性，没有政府政策介入很难发展；最后，干细胞产业的目的在于临床治疗，属于国家监管的重点行业，受政府行政许可的限制较多。

（2）干细胞产业分类

①基于治疗领域分类

干细胞产业的价值主要通过临床治疗实现，其发展动力是治疗当前传统疗法难以有效治疗的疾病领域，因此，可以根据干细胞企业以及相关研究机构涉及的专业治疗领域进行产业划分。依据全球主要的300多家干细胞研究型企业，涉及的治疗领域，可划分为中枢神经系统疾病（占18%）；心血管疾病（15%）；糖尿病（11%）；以及血液病、癌症、肝病、骨病、皮肤病、免疫系统疾病等。尽管基于治疗领域的干细胞产业划分不是一个全口径划分，但一定程度上为产业和企业管理者准确定位于重点领域提供了思路。

②基于干细胞来源分类

干细胞来源也是该产业划分的重要标准，可分为脐带血干细胞，占到所有企业的36%；成体干细胞，占15%；胚胎干细胞，占14%；其他为成人骨髓干细胞、成人脑干细胞、成人皮肤干细胞和脂肪源干细胞等。由于干细胞制备技术的发展，大量诱导多能干细胞出现，使得干细胞来源类型进一步扩充。值得注意的是，随着各国政府对胚胎干细胞的解禁，未来胚胎干细胞可能和脐带血干细胞一样，成为日益重要的细分产业。

③基于产业链的划分

干细胞产业涵盖了很多领域和相关产业，从产业链角度可将干细胞产业分为上游产业、中游产业、下游产业以及相关配套产业。

上游产业包括干细胞采集及存储，该业务主要涉及医院和一些干细胞库企业。上游产业是当前发展较为成熟的干细胞产业，其中尤以脐带血采集与储存业务发展最为成功。由于脐带间充质干细胞具有更强的医疗应用潜能，其采集与储存业务也发展迅速，治疗需求不断增加，必然成为储存业务发展的重点。干细胞采集与储存业务是门槛较低的干细胞产业介入点，发展中国家或不发达地区，应充分发挥区域资源优势，由此进入干细胞产业。

中游产业包括干细胞技术研发或产品的生产与加工，主要涵盖干细胞制备与扩增、干细胞药品研制以及干细胞治疗技术研发等业务。首先，为研发机构提供干细胞，用于疾病治疗研究和相关干细胞制剂研制。其次，从事干细胞技术研发或产品的生产与加工的相关企业主要以输出干细胞治疗技术为主，通过向医院提供干细胞技术以及相关技术配套服务来获得相应的收益，并且可以配合医院为患者制定个性化的治疗方案并提供一整套技术支持，进而与医疗机构分成治疗收益。

下游产业包括干细胞移植及治疗，这是干细胞产业面向消费者并获得直接收益的重要产业链环节，从事该类业务的核心主体为医院。干细胞移植及治疗环节集成了干细胞最新技术成果，是决定干细胞产业发展的关键。随着干细胞技术日益成熟，干细胞移植及治疗环节将成为未来干细胞产业最为重要的细分产业。

相关配套产业。干细胞产业是集技术与服务于一体的高科技产业，其发展需要一系列相应的配套行业提供支持，形成干细胞的辅助产业链。主要包括试剂研究行业、基于遗传信息的行业、诊断检测试剂行业以及生物工程材料、人造组织器官等行业。

2. 国际干细胞产业发展分析及经验借鉴

如果说 20 世纪是药物治疗的时代，那么 21 世纪就是细胞治疗的时代。传统药物在面对一些复杂的疾病时往往显得束手无策，而干细胞在糖尿病、帕金森氏综合征、老年痴呆症、肝纤维化、白血病、抗衰老等多个领域均被证明有显著疗效，干细胞研究成果将造福于目前只能靠药物维持的"绝症"患者，有望引领全新的"再生医学"革命。近年干细胞已成为世界各国竞相研究的热点，各国纷纷将干细胞研究及应用列为国家重点发展的产业。

预计到 2018 年全球干细胞医疗的潜在市场规模将达到 1195 亿美元。从市场分布来看，目前北美和西欧仍是最大的干细胞市场，分别占据了 44% 和 38% 的市场份额，亚太地区排名第三，约占 17% 的市场份额。

（1）美国干细胞产业

美国干细胞产业发展最具代表性，为世界其他国家发展干细胞这一新兴产业提供了重要借鉴。

①美国干细胞产业布局

美国干细胞产业处于世界"领跑者"地位，在干细胞领域布局方面，几乎涉及了干细胞产业所有技术领域，而且更多时候扮演了新领域开拓者的角色。美国干细胞产业布局体现了区域集中性，在加州发展最为成功，这也符合美国"块状经济"特点。另外，美国干细胞产业是典型的原始创新推动型的产业，干细胞产业中很多创新活动主要围绕美国哈佛大学等重要研发机构进行布局。总的来说，美国干细胞产业最初形成更多是由于大学、科研机构研发热情和区域自主性的宽松产业政策环境。

②美国干细胞产业发展

美国干细胞产业最近几年获得长足发展，主要得益于美国雄厚的创新实力、强大的资本市场和较为灵活的政策制度的综合支撑，为各国干细胞产业发展提供了丰富的经验。

创新驱动发展。美国干细胞产业突出表现为强大的技术优势，这和美国重视干细胞原始创新是分不开的。在干细胞基础研究方面，美国高校表现出了极大的热情，如美国哈佛大学投巨资建立了美国最大的干细胞研究中心。此外，美国一批中小企业特别注重干细胞技术应用性和工程化方面的研究，使得很多基础研究成果很快向临床应用转化。

核心企业主导发展。干细胞技术产业化投入主要来源于核心企业主导的风险资金。例如，辉瑞公司向 Eye Cyte 公司提供了 300 万美元的风投资金，支持其开展干细胞新药开发的研究；葛兰素公司为 Onco Med 公司注资 14 亿美元，开展干细胞治疗癌症的新药研究。

资本市场助力发展。发达的资本市场为干细胞产业的高成长提供了资金支持，尤其是纳斯达克市场青睐干细胞领域企业。美国 National Securities 公司于 2010 年发布的统计数据表明，已经在纳斯达克成功上市的 19 家业绩较为突出的干细胞企业的总市值达到 23 亿美元。这些企业主要致力于成体干细胞治疗和新药的开发，且具有一些共同的优点：拥有一支精通资本运作的管理团队和具有专业知识技能的干细胞研发团队；掌握了干细胞某方面的具有特色的关键核心技术，并拥有多项干细胞相关方面专利；已经开展干细胞治疗临床试验，个别公司已经推出干细胞新产品。

市场需求拉动发展。美国干细胞产业发展也得益于巨大的市场需求，尽管当前还是潜在市场需求，但是市场需求非常明确，尤其是在美国，无论从消费认识还是支付能力，都会对干细胞产业发展产生积极的影响。例如，在大多国家还都在通过开展干细胞储存业务来形成产业收入时，2009年美国个体细胞疗法的销售收入就已经突破1亿美元，而且未来市场发展强势。

区域集中化发展。美国干细胞产业发展迅猛，但并不是所有州都在布局干细胞产业，而是在发展过程中体现了区域优势，主要在加州进行了集聚化发展，并且通过塑造区域特色优势带动美国干细胞产业的发展。

政府政策制度支撑发展。进入21世纪，美国政府对干细胞产业发展的支持力度加强，主要在研发资金和配套法律与制度方面给予支持。在克林顿时期，政府应众多诺贝尔奖获得者和其他著名科学家的要求而承诺设置专项资金支持人体胚胎干细胞研究。奥巴马时期，对胚胎干细胞的研究更是积极支持，并颁布了一系列支持政策，仅2011年美国国家卫生研究院就投入3.58亿美元支持干细胞技术、临床和新药研发。美国食品药品管理局也已经批准一些干细胞临床试验计划，主要涉及帕金森综合征、脑部损伤、脊髓损伤等退行性神经病变。

（2）英国干细胞产业

英国的干细胞产业分布主要侧重于从产业规划方面进行布局，2009年英国颁布了《构筑英国的未来》，提出了大力发展生物产业、生命科学，充分发挥英国在干细胞、克隆、基因工程方面的优势，另外干细胞研发与产业化主要围绕剑桥大学在干细胞领域的创新优势进行布局。英国干细胞产业的发展主要得益于剑桥大学大项目研究和政府的大力支持。首先，英国干细胞产业的发展离不开创新驱动。早在2002年，专门设立的剑桥干细胞研究项目就已经启动，并且将该项目定位于整个欧洲干细胞研究的核心地位。目前，该项目的规模已经扩大了一倍，有250多名科学家参与，分成了25个课题小组。项目的负责人之一、干细胞著名专家Roger Pedersen认为，他们会积极集成更多的干细胞优秀项目和团队到这一大项目中，从而继续扩展研究领域和扩大规模。英国剑桥大学已经设立四年制干细胞专业博士学位培养项目，而谢菲尔德大学也建立了干细胞硕士点。

英国政府技术战略委员会投资建立了细胞疗法技术与创新中心，并将该中心的使命定位于推动英国细胞治疗技术的产业化。在4年内，英国政府技术战略委员会将投入2000万至4000万英镑用于干细胞研究与产业化。同时，政府还准备通过其他融资渠道，再募集现有资助金额的两倍资金。英国政府颁布实施了《人类胚胎学法案》，成为世界上第一个将克隆研究合法化的国家，并建立了世界上首个人类胚胎干细胞库，可为各国科学家或实验室提供胚胎干细胞。

（3）日本干细胞产业

日本对干细胞产业的战略地位和重点领域进行了布局。首先，随着美国和英国的干细胞产业迅速发展，日本也不甘示弱，把包含干细胞在内的生命技术和生物产业作为赶超欧美发达国家的最好契机，将诱导多能干细胞领域作为干细胞发展的重点领域。目前在诱导多能干细胞领域日本处于世界领先地位，日本科学家山中伸弥获得2012年诺贝尔医学奖就是最好的证明。

日本的干细胞产业是典型的政府主导型产业，政府的支持对干细胞产业发展产生了深远影响。首先是政府科技计划支持，这是干细胞研究的主要动力，2000 年启动的"千年世纪工程"，把干细胞创新作为四大重点工程之一，并投入了巨额资金。为了保持和提升 iPS 领域的优势，政府还以各种方式予以支持，如日本文部科学省建成了"再生医疗人体干细胞库"，在京都大学设立 iPS 细胞研究中心，并提供了 100 亿日元的专项资金。

日本政府为了强化其在诱导多能干细胞领域的世界领先地位，特别注重在专利申请与保护方面提供支持，以便更多的干细胞应用技术和方法获得专利，保护日本的国家利益。鉴于日本缺少海外专利申请的经验，政府还鼓励精通西方知识产权的相关专家为干细胞专利申报和专利战略制定提供咨询。日本政府也很注重干细胞研究的相关法律的颁布与实施，法律中明确支持开展胚胎干细胞的研究活动，当然为了减少伦理压力，法律还规定干细胞研究所需的胚胎干细胞源仅限于被抛弃或以生育治疗为目的胚胎，禁止克隆人的相关研究活动。

（4）国际经验借鉴

美国有专门的细胞治疗或者是干细胞治疗评估中心和管理办公室，采取的就是典型的分级分类管理模式，从采集到风险评估，所有的东西都有非常明确的界定，FDA 按照高风险和低风险进行分类管理。

欧盟的药监部门有专门的先进治疗委员会，有相应的管理专家，会对各类细胞治疗、干细胞治疗等进行科学的评估，对准许、变更、终止、撤回都有一套流程，也可以在有需要的情况下以单项评估的方式来独立评估技术或制品的有效性和安全性等。

韩国作为国家战略在大力推进干细胞转化应用，他们把干细胞作为生物制品来管理，实际上大家都知道，韩国批准上市了第一个干细胞治疗新药，这种显示的意义高于科学的价值，但韩国专门成立了相应的机构来修订相关的法规和指南，有专门的组织来对其进行审批，他们在整个生物制品里面单列出一个细胞治疗或干细胞治疗产品的GMP的指南。

日本主要采用双轨制的管理理念，就是既接纳把干细胞当成一个药品类进行申报（严格按照药品申报，包括其临床前研究），也可以把它当成一个类似于美国的先进治疗技术启动临床试验，当然二者的临床前研究都同样需要规范完备。从创新技术的层面进入临床，也可以看成是一个先期的预实验方式，如果安全有效，你可以回头来按照药品方式和渠道进行申报，亦即两个途径都可以进入到临床试验的双轨制，这是日本的做法，也是我们相对参照较多的模式。

3. 我国干细胞产业发展分析

（1）产业政策演变

看我国产业政策进程，从最早的脐血库的批准、2006年《国家中长期科学和技术发展规划纲要（2006—2020年）》中有重点部署基于干细胞的人体组织工程前沿技术到2010年国家干细胞与再生医学产业技术创新战略联盟的成立，显示国家很早就开始支持干细胞产业。

2015年8月23日，卫计委发布《干细胞临床试验研究管理办法（试行）》《干细胞临床试验基地管理办法（试行）》《干细胞制剂质量控制及临床前研究指导原则（试行）》。

2015年11月12日，科技部发布《"干细胞及转化研究"试点专项2016年度第一批项目申报指南》。

2015年12月1日，卫计委发布《关于开展干细胞临床研究机构备案工作的通知》。

2015年12月31日，卫计委发布《关于延长脐带血造血干细胞库规划设置时间的通知》。规划设置时间延长至2020年，即：2020年以前全国设置 7 家脐带血造血干细胞库，分别是北京市、天津市、上海市、浙江省、山东省、广东省、四川省脐带血造血干细胞库，不再新增。筹建国家脐带血造血干细胞库。

2016 年 3 月 18 日，卫计委发布《关于成立国家干细胞临床研究管理工作领导小组的通知》。国家卫生计生委与食品药品监管总局共同成立了国家干细胞临床研究管理工作领导小组，共同推进相关工作。各省（区、市）两委局可根据工作需要，参照成立干细胞临床研究管理工作领导小组。

2016 年 3 月 30 日，卫计委发布《关于成立国家干细胞临床研究专家委员会的通知》，国家卫生计生委与食品药品监管总局共同成立由干细胞基础及临床相关专业、干细胞制剂制备和质量控制等领域 33 位专家组成的国家干细胞临床研究专家委员会，为干细胞临床研究规范管理提供技术支撑。干细胞临床研究伦理检查与指导等工作由国家卫生计生委医学伦理专家委员会承担。

2016 年 5 月 4 日，国家卫计委医政医管局召开规范医疗机构科室管理及医疗技术临床应用管理视频会议，会议指出 2015 年取消第三类医疗技术临床应用准入审批后，明确原第三类医疗技术目录中未列入"限制临床应用"清单的医疗技术（主要指自体免疫细胞治疗技术），属于临床研究范畴，禁止开展临床应用。

2016 年 5 月 30 日，卫计委发布《关于首批干细胞临床研究机构备案的公示》，30 家单位备案公示。

2016 年 10 月 10 日，科技部发布《关于发布国家重点研发计划干细胞及转化研究等重点专项 2017 年度项目申报指南的通知》。

2016 年 10 月 25 日，中国医药生物技术协会发布《干细胞制剂制备质量管理自律规范》。

2016 年 10 月 24 日，卫计委发布《关于首批干细胞临床研究机构名单的公告》，30 家单位备案公告。

2016 年 11 月 7 日，工信部、卫计委、SFDA、科技部、发改委发布"十三五"《医药工业发展规划指南》，干细胞、干细胞治疗正式列入。

2017 年 5 月 22 日，科技部官网发布了《关于对国家重点研发计划干细胞及转化研究等 6 个重点专项 2018 年度项目申报指南征求意见的通知》，其中提及"干细胞及转化研究"重点专项。其中提到，再生中的干细胞命运调控及意义。研究内容包括，组织器官损伤及修复过程中，不同细胞类群的属性转换和命运决定机制及其对组织再生的作用。专项还提及干细胞定向分化及细胞转分化，研究内容包括干细胞早期分化中单细胞水平异质性及命运调控的关键机制、原始生殖细胞的关键调控因素及在生殖细胞特化过程中的作用、人正常及病变血液系统的干细胞分化图谱。

2018 年 1 月 23 日，国家知识产权局发布《知识产权重点支持产业目录（2018 年本）》，将干细胞与再生医学、免疫治疗、细胞治疗等明确列为国家重点发展和亟需知识产权支持的重点产业之一。

2018 年 3 月 9 日，广州市人民政府发布了《关于印发广州市促进健康及养老产业发展行动计划（2017—2020 年）的通知》，提及未来将重点发展肿瘤免疫细胞治疗、干细胞治疗、基因治疗等医疗技术，开展人成体干细胞及人多能干细胞临床应用技术研究。

2018 年 4 月 2 日，上海市人民政府官网正式发布了《"健康上海 2030"规划纲要》，文中明确提出：加快免疫细胞治疗、干细胞治疗、基因治疗相关技术临床和产业化研究。发展干细胞与再生医学、新型疫苗、生物治疗等医学前沿技术。

干细胞及转化研究重点专项是深化中央财政科技计划管理改革后

"国家重点研发计划"资助的第一个重点专项，包括干细胞移植治疗免疫相关疾病创新技术及应用项目，将在国际上首次建立以典型、重大、疑难的免疫性疾病为导向的干细胞免疫干预技术策略等四大标准化体系。

（2）产业发展综述

目前我国干细胞产业主要集中在产业链的上游即干细胞存储（脐带血库）业务，中下游业务（干细胞技术及产品研发、干细胞治疗）大规模的市场化应用仍处于初级探索阶段。但随着干细胞基础研究的发展和技术的不断进步，政策规范化、人才培养、投资机制各种环境要素的支持下，干细胞产业将迎来快速发展期，且发展重心将从上游转移至下游。

脐带血库是目前国内干细胞行业中最成熟也最重要的产业化项目，它的全称是"脐带血造血干细胞库"，专门提取和保存脐带血造血干细胞并为患者提供查询的特殊医疗机构。国家卫生主管部门视之为一种特殊血库。公共库奉行公益原则，接受公众脐带血捐赠，免费保存，以作日后提供给病患进行异体移植；而自体库，实行收费保存，脐带血也只用于保存者自体移植所用。中国目前在全国范围内只有 7 家获得卫生部颁发的《脐带血造血干细胞库执业许可证》的脐带血库。它们分别在北京、天津、上海、广东、四川、山东和浙江。脐带血库对干细胞技术服务企业非常重要。按我国的法律，每一个省级区域只会有一家拥有卫生部发的执业许可证的脐带血库。因此，脐带血库意味着企业拥有在这一地区的唯一的合法经营权。

中国干细胞在法律法规上离欧美国家相差甚远。举一个例子，我们国家围绕干细胞的法律法规还是停留在 90 年代末，干细胞领域发展已经经过了几十年，我们还是用几十年前的法律法规在调控：如干细胞的来源，我们从医疗废弃物，新生儿的围产组织里面可以分离出不同种类的干细胞，其中有脐带血造血干细胞，有胎盘间充质干细胞，有脐带间充质干细胞，其中脐带血造血干细胞大约占 5% 的比例，胎盘间充质干细胞占约 90%，脐带间充质干细胞占约 5% 的比例。这几种干细胞现在还没有统一的法律法规来调控。

相关的政策法规的滞后一方面造成了公众的对干细胞的误解，即干细胞就等于脐带血；另一方面也严重阻碍了整个干细胞行业的发展，导致各地对脐带血保存这一行为是否合法的标准不一。在国外，比如说美国则有立法规定，医生在母亲新生婴儿出生时有告知义务，告诉孕妇干细胞存储这一事宜。至于孕妇是否选择保存以及通过哪家公司保存，则由新生婴儿父母决定。实际上，在干细胞的储存方面，美国已达到 10%，日本和韩国将近 15%，而我国仅仅是千分之几。自身干细胞的储存能有效避免异体配型，对于救治疾病发挥很大作用。自从 20 世纪 90 年代起，国际上每年自体移植数量就已超过异体移植。

就干细胞行业的从业企业本身来说，水平也是参差不齐的。干细胞从采集到入库涉及诸多环节，如何保证细胞在整个过程中的安全性，是对从业企业的实力的考量。尽管目前国内有法规上的滞后、行业标准的欠缺，但是国内从业企业可以向国际标准看齐。举一个例子，从干细胞库角度来说，欧美已形成若干统一的行业标准。美国几乎所有的干细胞库都通过了 AABB 标准的认证，AABB 是 American Association of Blood Banks，即美国血库协会的缩写，是细胞治疗和输血领域的全球性标准。对于血液制品的质量检验，美国有 CAP 标准，即病理家协会标准（College of American Pathologists）；国际上则有公认的 NRL 标准，即血清学参考实验室标准（National Serology Reference Laboratory）。这是一些中国的干细胞从业企业可以借鉴并自发通过认证的国际标准。通过这些标准的认证，我们的干细胞企业才可以不断地提高自身的标准，完善自身的技术体系和质量管理体系。

（3）市场规模现状

2014年我国干细胞产业市场规模为180亿元，2015年达到300亿元，同比增长66.67%，预计到2020年，行业市场规模将达到2300亿元左右。

（4）产业链发展分析

我国干细胞产业链：上游存储尚未饱和，中下游潜在市场空间巨大。

上游干细胞存储，政策允许并支持的产业环节，发展较为成熟，它为未来提供了一种疾病治疗和新药研发的可能性，随着医学的发展，应用的可能性越大。干细胞储存市场远未饱和，按照我国每年1600万新生儿，储存收费3万元计算，1%（当前水平）和10%（发达国家/地区水平）的储存率分别对应48亿和480亿的市场规模。存储种类增加以及质量标准化是未来的重要趋势。

中游干细胞药物研发，壁垒较高，潜在市场空间巨大。虽然监管部门尚未明确，但在受理申报方面已有进步。目前我国不少科研机构和医院已经参与到干细胞药物研发中，并且部分已取得了阶段性的临床试验效果。

下游干细胞治疗，以医院与科研机构、企业合作为主，随着适应症的增加，未来市场空间巨大。自查自纠之后，我国干细胞研究应用进入低谷期，总体上落后于美国，但在基础研究质量上差距不大。同时在临床应用中取得了显著疗效，主要包括心血管系统疾病、神经系统疾病、糖尿病足、肝病、骨关节损伤等，但大部分没有系统的研究方案和数据支持，亟待法规出台，推进研究有序发展。

我国干细胞产业已初步形成上游干细胞存储、中游干细胞增殖及干细胞药物研发、下游干细胞治疗的较为完整的产业链。

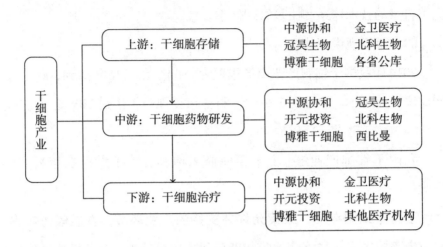

中国干细胞产业链示意图

（5）发展前景展望

干细胞治疗则是把健康的干细胞移植到病人或自己体内，以达到修复病变细胞或重建功能正常的细胞和组织的目的。即干细胞治疗从细胞层面上治疗疾病，相较很多传统治疗方法具有无可比拟的优点：

①安全：低毒性（或无毒性）；

②在尚未完全了解疾病发病的确切机理前也可以应用；

③治疗材料来源充足；

④治疗范围广阔；

⑤是最好的免疫治疗和基因治疗载体；

⑥传统疗法认为是"不治之症"的疾病，又有了新的疗法和新的希望。

因此干细胞治疗作为一种比较优势突出的新型治疗，临床上应用的领域包括治疗心血管疾病、神经系统疾病、血液病、肝病、肾病、糖尿病、骨关节疾病等，现在比较成熟的如应用骨髓移植治疗白血病等恶性血液病，随着未来越来越多临床试验的成功，产业发展前景将十分广阔。

（6）干细胞治疗存在的问题

①检测问题

通常血液采集的过程中需要检测血液是否携带了病菌如梅毒病菌、艾滋病病菌等，同时还应该对采集者的既往病史、家族史以及药物过敏史等的信息进行采集。但是当前由于各个血库运营都是企业行为，国家对于血液采集过程中的监管还处于模糊地带，企业出于成本考量的原因对这方面规范实施严格程度不一。

②安全性问题

干细胞治疗的安全性问题是现在干细胞研究面临的最大问题。由于当前大多数的干细胞技术研究停留在临床试验阶段之前，因此可以获得的干细胞相关安全性的数据较少，较难判断干细胞治疗应用于人体的安全程度。同时由于干细胞是多潜能细胞，目前的技术还不能完全地控制干细胞在患者体内的分化过程，从而导致干细胞错误分化。干细胞治疗的安全性问题还包括干细胞治疗的排异反应问题和致癌性问题。以目前实施最多且技术最成熟的造血干细胞移植手术为例，造血干细胞主要来源于被实施手术者的异体——即他人的血液，这样的血液有可能在病人体内发生排异反应，严重的排异反应可能有生命危险。同时由于当前的干细胞技术没有能力控制干细胞在患者体内的分化过程，因此注入患者体内的细胞有发生癌变的可能。

③虚假宣传问题

干细胞治疗是一个比较前沿的医学，对于普通的患者而言比较复杂，同时由于干细胞治疗的费用不菲以及国家对于干细胞治疗的监管相关的法律法规不够完善，因此在干细胞治疗行业存在虚假宣传的问题。而存在虚假宣传的重灾区集中在脐带血干细胞储存以及相关干细胞美容产品。因此，国家应该尽快完善相应的法律法规。

④费用高企共轭

目前在我国完成一次造血干细胞移植手术的费用约为 30 万元，这一数字相对于 2014 年全国居民人均可支配收入的 20167 元相距较大。同时，患者还需要承担术后高昂的抗排异药物的费用。这些费用对于绝大多数的家庭来讲难以承受。

五、精准医疗的其他支撑技术

精准医疗是一项复杂的系统工程，它将组学技术、数字影像、系统生物学、信息科学、大数据等现代科技手段与传统医疗融合创新，形成精准医疗的体系和范式，指导医学实践。目前，精准医疗主要集中在肿瘤领域。随着各界对精准医疗的不断研究，其思想将逐步渗透到心血管、外科、影像学等诸多临床领域，其服务体系将在政府、医院管理、医学教育、医学研究、医保和商保等不同层面上得以完善。精准医疗的范畴宽泛，3D 打印、生物工程等个性化的技术都属于此范畴，而基因测序是个通用技术，只有将硬件和软件有机结合，才能在技术上实现精准医疗。

1. 3D 打印技术

（1）3D 打印定义

增材制造，俗称 3D 打印，是指通过逐层增加材料的方式将数字模型制造成三维实体物件的过程，其基本特征是分层制造。增材制造（即 Additive Manufacturing，简称 AM）：一种与传统的材料去处加工方法截然相反的，通过增加材料、基于三维 CAD 模型数据，通常采用逐层制造方式，直接制造与相应数学模型完全一致的三维物理实体模型的制造方法。"增材制造"是通过添加材料直接从三维数学模型获得三维物理模型的所有制造技术的总称，集机械工程、CAD、逆向工程技术、分层制造技术、数控技术、材料科学、激光技术于一身，可以自动、直接、快速、精确地将设计思想转变为具有一定功能的原型或直接制造零件，从而为零件原型制作、新设计思想的校验等方面提供了一种高效低成本的实现手段。学术界称之为"增量制造"，传媒界更喜欢称之为"三维打印"或者"3D 打印""快速成型"。3D 打印这一新领域综合了数字建模、机电控制、信息技术、喷射技术、材料与化学等诸多方面的前沿技术和知识。

3D 打印技术的发展，依托于信息技术、精密机械以及材料科学等多学科的融合。不同于传统制造采用"人工＋机器"的模式，3D 打印在制造过程上全自动，与信息技术深度融合，3D 打印与信息技术的结合远远多于传统制造。在信息技术方面主要涉及三维扫描、三维建模和运动控制等。三维扫描和建模上主要依托于软件编程，随着 IT 产业快速发展，这方面的人才和技术储备充分。运动控制方面，国内自动化控制系统与国外相比还有较大的差距，运行稳定性有待提高，但从全球产业发展来看也不是难点。

（2）3D 打印产业规模状况

中国 3D 打印产业市场规模发展迅速，2015 年 56.1 亿人民币，2016 年达到 101 亿，预计 2018 年国内 3D 打印市场规模将超过 200 亿元；作为全球重要制造基地，国内 3D 打印市场的潜在需求旺盛，未来国内将迎来 3D 打印的高速发展阶段。

（3）3D 打印在医疗领域的应用

目前医疗行业 3D 打印技术的应用主要有以下几方面：一是无需留

在体内的医疗器械，包括医疗模型、诊疗器械、康复辅具、假肢、助听器、齿科、手术导板等；二是个性化永久植入物，使用钛合金、钴铬钼合金、生物陶瓷和高分子聚合物等材料，通过3D打印骨骼、软骨、关节、牙齿等产品，通过手术植入人体；三是3D生物打印，即使用含细胞和生长因子的"生物墨水"，结合其他材料层层打印出产品，经体外和体内培育，形成有生理功能的组织结构。这项技术成功后，有望解决全球面临的移植组织或器官不足的难题。

在医疗界，3D打印技术也正显现出它的独特与便利。体外医疗器械包括医疗模型、医疗器械——如假肢、助听器、齿科手术模板等。目前美国有约200万人使用3D打印假肢。3D技术打印一颗牙只需10分钟搞定。相对于传统的种牙技术，患者需要往返医院多次的情况将会得到明显改善。不过最后装进患者嘴巴，至少需要3天。对于助听器，3D打印把传统的9个工序缩短到了3个步骤，即扫描、制模和打印。扫描过程利用数字照相机创造了大约10万到15万个参照点，然后发送给技术人员或模型师，他们把模板和几何形状应用到耳朵印模上。在这个步骤中，技术人员会试验多种组合和几何模型，以便订做出适合特定客户群的助听器，外壳用树脂打印出来，再装配上必要的通气孔和电子器件。

医疗行业存在大量的定制化需求，难以进行标准化、大批量生产，而这恰是3D打印技术的优势所在。目前,3D打印技术在助听器材制造、牙齿矫正与修复、假肢制造等领域已经得到了成功应用且已经比较成熟。利用3D打印制造出的牙桥等制品更加精确精细，相比传统制造方式也更加方便快捷。同样，利用3D打印技术可以很好地实现对剩余肢体的复制，制造出的假肢也更加符合人体工学，在欧洲使用3D打印的钛合金骨骼的患者已经超过3万例，美国一家医院甚至用3D打印出的头骨替换了患者高达 75% 的受损骨骼。

3D 打印技术还可用于了解患者病情以及辅助医患交流。比如：3D 打印机可以打印出患者的立体骨骼模型，医生可以通过骨骼模型探讨治疗过程，与患者沟通手术方案；医务人员还可以通过 3D 打印的复制品了解患者器官内部结构，还能够在这些复制品上进行模拟手术。目前，Stratasys 和 3DSystems 已经能够提供复制人体器官模型的设备，通过 CT 扫描等医学图像，直接打印出患者器官的模型，这些模型不仅外观逼真，还像器官一样湿润带有纹理。

3D 打印的模型或无生命假肢仅仅是一个开始，最令人憧憬的应用则是直接打印具有活性的组织器官，即所谓"生物打印"。现有的想法包括：利用 3D 技术打印骨架，再在骨架上培养干细胞，诱导其形成组织；更进一步的方法是直接打印出组织器官用于移植；最具想象力的方案则是在人体内直接打印活性组织或活性器官，连植入的过程都可以省掉。

Organovo 公司已经在生物打印领域取得了一些突破，成功打印出了心肌组织、肺脏、血管等；美国康奈尔大学的生物学家巴切尔利用生物高分子材料打印出能正常工作的心脏瓣膜，其中干细胞夹杂在高分子材料里面，能够逐渐转换成人体细胞。目前，"生物打印"仍处于试验阶段，其应用障碍不仅在于技术领域，还涉及道德问题、监管程序等方面。不过，随着生物科技的发展，以及配套制度的完善，3D 打印的人体器官将逐步走进现实应用当中。

亟需政策支持。在医疗行业，目前 3D 打印在我国体外医疗器械制造和个性化永久植入物方面都有一些应用，供产品设计的医疗模型和指导手术的导板装置也已使用多年。而在 3D 生物打印方面，我国仍在实验阶段。

按照国家相关法规，在中国境内销售、使用的医疗器械产品均应按照规定向 CFDA 进行申报注册，未经核准注册的医疗器械不得销售使用。虽然政府大力扶持 3D 打印公司，但是并没有放宽对该领域产品审批的要求。目前国内通过 CFDA 认证的 3D 打印产品少之又少，仅四款非生物打印产品——爱康医疗与北医三院合作的 3D 打印髋臼杯、3D 打印人工椎体、3D 打印脊柱椎间融合器和迈普医学 3D 打印硬脑（脊）膜补片，而生物打印领域尚未有产品通过 CFDA 认证。因此在国内从事医疗 3D 打印领域，3D 打印技术本身并不是最大的门槛，而是要通过 CFDA 认证。

不过目前产业规模还没有发展起来，尚未形成龙头企业。尽管医疗 3D 打印市场仍然存在许多发展瓶颈，但由于国内专注医疗领域应用的 3D 打印公司较少，现存企业优势并不明显，因此各家企业仍然存在发展的机会。2015 年，光韵达（300227）投资设立上海光韵达医疗数字公司，通过"医学 +3D 打印 + 云服务平台"的工作模式，为境内外医院和科研机构提供医学 3D 打印服务；2016 年 5 月，四川蓝光英诺生物科技股份有限公司与四川大学华西医院联合建立我国首家在 3D 生物打印领域挂牌的省级产业技术研究院。

要促进 3D 打印在医疗行业的广泛应用，一要鼓励发展拥有自主知识产权的 3D 打印机和专用配套材料，二是加强计算机辅助设计人才的培养，三是政策上的支持，比如鼓励使用并推广这项新技术，同时严控质量，包括完善医疗器械监督管理条例，加强行业管理和规范，鼓励创新和临床转化。他表示，现有的医疗器械管理条例于 2000 年开始执行，当时并无涉及 3D 打印的规定，这势必会影响 3D 打印技术更好地为病人服务，值得引起更大的关注。

随着科技的不断进步，3D 打印作为全球范围内的前沿科技，已在医疗领域得到越来越多的应用。国外利用 3D 打印在医疗领域取得成功的案例已经数不胜数。国内医疗领域近期多地成功的医疗案例，也让 3D 打印大显身手。

（4）3D 打印与精准医疗

在精准医学、个性化医学发展推动下，3D 打印在可植入物、骨科、齿科、复杂手术器械、生物器官组织、助听器外壳、药品等领域得到广泛应用。尽管 3D 打印在生物医学的应用属于起步阶段，但短短数年发展至今已有不少令人叹为观止的成果。除了义肢、假牙、骨骼支架等没有生命特征的产品，科学家们已开始着手研究具有活性的人体细胞组织和器官，或在将来大面积填补器官移植的缺口。这项技术渗透到医学领域，骨骼修复、打印心脏、人工血管……这些科幻电影中的元素正在成为现实。

大幅节省时间成本

3D 打印在临床医学的应用，一方面是通过患者病变部位扫描成像，利用 3D 打印机将二维图像打印成 3D 模型，让病人和医生更为直观地观察与沟通，并根据模型反映的实际情况量身定制手术方案，保证手术精度；另一方面，通过 3D 模型，用特殊的生物"墨汁"打印活体细胞，在体外培育仿生器官及活体组织，再植入人体内。由于一般常规的假体都是标准型号，3D 打印不仅能制定出最适合病人的手术方案，也能为病人安装上最合适的假体。除了骨科，神经外科和整形外科也是目前运用 3D 打印技术最频繁的领域。运用 3D 打印技术的治疗费用和时间普遍比传统治疗要少 1/3。

例如：台湾中国医药大学附设医院接治了一名脑瘤患者，就是用 3D 打印技术为后者打印了头盖骨，总价花费 7 万台币，比使用传统材料便宜了近一半。现在，越来越多的人开始接受并喜欢 3D 打印技术，还有一些患者会主动询问医生 3D 打印的治疗方案。在后期的病人回访过程中，我们发现，使用了 3D 打印技术的手术，病人恢复得都要更快更好。

3D 打印技术不但让患者受益，也让器械生产商有了更好的发展。使用传统手段和器材生产的医疗器械产品，通常需要消耗生产商大量的成本和时间，而如今，3D 打印和添加制造设备生产商 Stratasys 公司正在与美国设计公司和产品开发商 Worrell 设计公司合作，通过运行 3D 注塑成型技术，帮助医疗器械生产商更快地将产品推向市场，并且可节省 70% 的成本、可节省 95% 的时间。

开启私人定制时代

在如今崇尚个性化消费的浪潮中，个体化健康方案无疑是一个大趋势，而 3D 医疗显然是促进个性化发展的最好方式。美国毒理研究院院士、蓝光 3D 生物打印研究院院长康裕建认为，临床医学引入 3D 打印技术，开启了"精准医学""订制健康"的时代。

以起步最早的整形外科、骨科、牙科、神经外科等应用经验显示，这项技术可以做出最符合患者个性化需求的下颌、人工关节、种植牙、头盖骨、义肢等，比现行医疗器材所能提供的选择更加精准到位。

面临技术政策瓶颈

尽管医用 3D 打印产业应用范围广泛，但仍面临行业壁垒较高，上下游产业链尚未成型，监管政策和行业标准几近空白的问题。

据报道，现阶段 3D 打印医疗并未直接面向病患，而是以科研用途为主。目前，3D 打印在医疗中的应用领域包括医疗教学、手术模拟、患者沟通、牙科及骨科、医药科研以及药物筛选等。

此外，虽然 3D 打印可以制作生物假体，但生物信息处理、高精度打印机等是目前 3D 生物打印面临的最大瓶颈。据悉，在打印一个生物假体之前，要了解它的全部信息，并根据掌握的信息进行二维到三维的转化。一些复杂的器官，如心脏、肝脏等，由于血管、细胞等组织分布密集，如果没有完全获得此类脏器的信息，打印出来的仿生品发挥不出功效。而要解决这一系列难题尚需时日。同时，打印所需的材料——"生物墨水"的研发难度仍较高，主要表现在细胞间如何作用，怎么排列，如何控制其所处的微环境等。

总体而言，我国的 3D 打印技术仍处于起步阶段。我国医疗行业使用的 3D 打印机和金属打印材料多数依赖进口，国内的技术还欠成熟。除了上述技术性难题，3D 生物打印还面临政策空白和伦理问题。2014年下半年，国家食品药品监督管理总局发布文件规定，医疗用 3D 打印产品必须通过验证和注册，但目前还没有一个产品获得注册证，在这种情况下，我们只能先做一些不需要验证注册产品或者一类医疗器械。

过去打印的肝脏，没有任何生物活性。如今的实验室已经研究出利用天然高分子材料（取自动物身体）和合成高分子（人造材料）混合，打印出一种全新的肝脏。这种肝脏"仿真度"高，有血管、神经系统，具有生物活性，未来可以用于器官移植，解决器官来源不足、排斥等问题。目前，打印肝脏仍处于动物试验阶段。3—5 年内，这类肝脏很可能走向临床试验，同时我们还在研究打印心脏、乳房等器官，一旦实现，人类寿命可大大延长。

目前 3D 打印技术尚处于打印病灶模型，用于疾病诊断、手术模拟的阶段，远没到植入人体的理想状况。因为，怎样精确复制器官，令它像在人体内那样生长，而不是像肿瘤细胞那样疯长，还需要长期探索和试验。用 3D 技术打印复杂人体器官，需要 15 年甚至更长时间才可能实现。

2. 生物工程技术

所谓生物工程，一般认为是以生物学（特别是其中的微生物学、遗传学、生物化学和细胞学）的理论和技术为基础，结合化工、机械、电子计算机等现代工程技术，充分运用分子生物学的最新成就，自觉地操纵遗传物质，定向地改造生物或其功能，短期内创造出具有超远缘性状的新物种，再通过合适的生物反应器对这类"工程菌"或"工程细胞株"进行大规模的培养，以生产大量有用代谢产物或发挥它们独特生理功能的一门新兴技术。

生物工程包括五大工程，即遗传工程（基因工程）、细胞工程、微生物工程（发酵工程）、酶工程（生化工程）和生物反应器工程。在这五大领域中，前两者作用是将常规菌（或动植物细胞株）作为特定遗传物质受体，使它们获得外来基因，成为能表达超远缘性状的新物种——"工程菌"或"工程细胞株"。后三者的作用则是这一有巨大潜在价值的新物种创造良好的生长与繁殖条件，进行大规模的培养，以充分发挥其内在潜力，为人们提供巨大的经济效益和社会效益。

3. 数字影像技术

随着疾病的多样化和特殊化，对于多种疾病的诊断越来越复杂，医院通过引进先进的医疗设备和先进的技术来对各种患者进行全面系统的诊断，保障病人疾病诊断的准确性。在现代的医学诊断中常用的检测手段有：X光诊断、超声波诊断、CT、核医学成像等。医生在对于大量的疾病特征进行浏览时，需要对于大量的图片信息进行认知和记忆，将它们的特征进行对比。数字化的影像技术可以实现高质量的快速重建医学影像功能与结构，对于医疗图像进行三维重组，达到可视化效果，对于需要分析的病灶结构进行细致的分割与识别。数字影像技术在医疗诊断上的应用实现了医疗诊断过程的高灵敏度、无创伤、操作简单、处理和控制人性化和智能化。数字影像技术在医疗检测上的应用为广大患者带来的福音，也为疾病的有效治疗打下了坚实的基础，促进了医疗事业的快速发展。

4. 信息科学技术

20 世纪以来，随着计算机科学和信息技术的数字化发展，电子信息科学技术在医学科技领域中得到广泛的应用、交叉、渗透、融合，形成了许多崭新的医学科技理念、方法、技术和手段，促使临床医学、基础医学、预防医学、医学工程、医院管理和卫生管理等各方面学科知识和实际工作都产生了质的飞跃。在医疗设备数字化、医疗机构信息化和医疗诊治远程化等方面起到了巨大的推动作用。

随着社会的进步，人们对医疗服务的多样化和更深层次医疗需求，催生了对新型医疗信息化技术的需求。而云计算、物联网、移动医疗和医疗信息标准化等一系列新型技术的推出和应用，为医疗信息化带来了新的发展机遇和重要突破。

第七章 深圳市精准医疗的发展现状

一、深圳市政府重视发展精准医学

2016 年 3 月 26—27 日，由深圳前海管理局、深圳市卫计委主办，乐土投资集团、深圳前海国际资本管理学院承办的"2016 深圳精准医疗峰会"在深圳举行。深圳市副市长吴以环表示，深圳加快科技发展，促进"精准医疗、健康中国"的建设，扩大开放，加快建成国际化精准医疗创新中心，首要依托的就是前海这个平台。

2017 年 4 月 6 日，在"2017 深圳国际精准医疗峰会"上，深圳市副市长吴以环表示，精准医学这一新兴产业即将进入高速发展的时期，希望通过国际精准医疗峰会这个国际化平台，更好地引入、学习、吸收国际经验和方法，更加规范有效地推动深圳精准医学产业发展，打造国际化医疗中心。

2016 年 6 月 13 日，第四届深圳国际低碳城论坛首个平行论坛"中美精准医疗产业和政策论坛"举行，吸引了来自中美的基因测序、大数据处理等精准医疗领域的领军人物。

2016 年 9 月 2 日，深圳市卫生和计划生育委员会、深圳市公立医院管理中心及华大基因三方将共同合作成立"**深圳市精准医学研究院**"。

将加快重大疾病防控、占据未来医学及相关产业的制高点，引领精准医学的发展。华大基因按照国际标准，打造集临床研发、转化、检测、样本资源网络、基因数据库、人才培养于一体的共享平台暨深圳市精准医学研究院。

深圳市精准医学研究院采用"一院 N 中心"的模式，深圳市卫计委与医管中心支持华大基因与深圳市各医疗卫生机构合作建设 10 个特色（专科或专病）精准医学中心。

深圳市原副市长唐杰认为，生物基因技术在过去 20 年迅速发展，基因和细胞科学引发新一轮技术革命，精准医疗是其中重要的组成部分。

前海蛇口自贸片区管委会副主任、前海管理局副局长何子军介绍，精准医疗领域在前海产业准入目录之内，且享受 15% 的企业所得税优惠政策。精准医疗代表着产业未来发展前景，前海会给予最大力度的支持。

二、深圳市精准医疗学会及相关研究机构

1. 深圳市抗癌研究会

2015 年 6 月 24 日，深圳市抗癌研究会成立，该研究会致力于肿瘤及肿瘤基因的研究。该会会长孙小娟博士写的"中医治疗肿瘤的讨论：发现新的治疗策略"在美国《整合癌症科学与治疗》杂志发表。该文讨论了中医治疗肿瘤的方法，与西医靶向治疗肿瘤的方法形成对比，提出恢复患者能量是肿瘤治疗的主要策略的观点。此外，在深圳抗癌研究会于 2016 年 4 月 29 日举行的学术年会上，深圳大学原解剖系主任，博士生导师原林教授做了题为"筋膜学研究——新中医肿瘤治疗新模式"的讲座；华大基因副总裁赵立见做了题为"高通量测序技术在肿瘤领域的应用进展"的讲座。

2. 深圳市精准医疗学会

2016 年 5 月 15 日，深圳市精准医疗学会成立，该学会是由临床医学、生命科学、医疗技术研发等领域的专家和企业家共同发起成立的非营利性学术组织，致力于探索实现"预测、预防、个性化、参与、精准医疗"的新医学模式。

3. 深圳市众循精准医学研究院

深圳市众循精准医学研究院创建于 2015 年 6 月 9 日，是一个由政府审批，集世界前瞻科研、临床应用及产业化为一体的顶尖技术精准研究机构，是全球首家拥有精准医学门诊、精准医学病房、精准医学研究院、精准医学创客孵化器四位一体的产学研中心。该研究院依托于深圳市罗湖区人民医院，现拥有计算机集群（大型机）、高通量基因测序仪、流式细胞分选仪、超速离心机、荧光定量 PCR 仪器、核酸打断仪、全自动微芯片电泳仪、快速细胞分析仪器、蛋白双向电泳等一批先进的进口仪器设备，能开展各型各类基因检测项目。

该机构汇聚了美国诺贝尔奖得主、美国科学院院士、加拿大皇家科学院院士、中国科学院院士为核心指导的临床科学家团队，以循证医学和临床指南为基础，将全球最前沿的科研成果与临床相结合，通过整合基因组学、蛋白质组学、细胞组学、基因敲除与干扰、肿瘤免疫细胞治疗、干细胞治疗等顶尖技术，实现对疾病的精确、准时、共享、个体化诊断和治疗。研究院现已开通精准医学门诊，优美温馨的就医环境、强大的医疗团队、个性化的诊疗服务、人性化的医疗服务竭诚为广大患者提供高质量的精准医疗服务。

4. 深圳市医师协会精准医学分会

2016 年 7 月 16 日，全国第一个精准医学专科医师分会——深圳市医师协会精准医学分会成立，罗湖医院集团副院长吴松担任会长。

5. 深圳市精准医学研究院

2016 年 9 月 2 日，深圳市卫生和计划生育委员会、深圳市公立医院管理中心及华大基因三方将共同合作成立"深圳市精准医学研究院"。深圳市精准医学研究院将依托国家基因库的建设经验及标准，与深圳市各个医院共同建设"深圳临床生物样本资源库""深圳临床生物样本信息数据库"，通过建立标准化的临床生物资源样本库、生物信息数据库和生物资源信息网络，将依法有效保护、合理开发和利用深圳的样本资源及信息数据资源。

另外，为了提高深圳市各医院医疗水平及深圳居民的健康素质，深圳市精准医学研究院将依托深圳市现有的医疗卫生服务体系，将基因组学技术与临床诊疗相结合，推广适宜基因检测技术的临床应用，以期达到降低深圳市出生缺陷发生率、提高肿瘤病人的生存率的目标。

精准医疗研究院宣布了未来 3 年内，将为深圳新发的所有肺癌患者提供免费肺癌基因精准检测服务，并建立覆盖全市肺癌患者的队列研究，使每位患者得到全程监测及用药指导等服务的计划，目前首批 13 家精准医学中心已经陆续着手执行，接下来将逐步覆盖到全市公立医院。

6. 深圳市华瑞生物医药转化研究院

华瑞研究院致力于成为创新型医学研究机构，通过对医学课题的探索和研究，将研究成果与临床实践相结合，期望加快对疾病发生发展的了解，从而为疾病的预防和治疗提供帮助。

华瑞研究院将竭诚为广大科研工作者提供交流平台，在这里，我们汇聚了国内外生命科学与医学领域的顶级科学家，我们鼓励并追求卓越、创新、协作、创造和尊重。目前华瑞研究院科学家团队队伍中有 3 位院士、5 名外籍科学家，8 位教授、博士生导师，4 名国家和省级自然科学基金评审专家及深圳市未来产业专项资金项目评审专家。科学家团队参与和主持的项目有国家"973"课题、"863"研究计划和国家自然科学基金以及省市级科研和科技开发项目 50 余项，发表 SCI 论文 300 余篇，其中部分论文被《Nature Biotechnology》《Nature Medicine》《Nature Review Genetics》《Cell Stem Cell》《Journal of Clinical Investigation》《PNAS》和《Cancer Research》等国际顶级杂志收录。

华瑞研究院还为临床科研工作者提供技术服务平台，在这里，动物模型平台、细胞学技术平台、生物学染色技术平台、分子生物学技术平台等配套完整的技术平台将为客户提供一站式服务；在这里，经验丰富、合作默契、富有激情的项目团队将会为您设计合理的实验方案、提供优惠的实验报价、保证省时的实验周期，并确保实验结果的准确性，同时还可提供 SCI 论文协作服务。

有庞大的科学家团队为我们提供技术指导，加上完整的技术平台和极富责任心的项目团队，华瑞研究院有信心为客户提供优质服务；与合作方保持良好关系，共同促进成果转化，为医学研究提供资源和支持。

公司愿景：引领精准医疗新技术，让中国生物科技服务全人类。

核心技术：基因编辑、药效评估、细胞永生化技术。

技术平台：精准医疗平台；PDX 动物平台；药物筛选平台。

业务范围：肿瘤患者个体化药效评估；肿瘤 PDX 动物模型；药物筛选及个体化药物开发；诊断标志物开发、生物信息分析、临床科研服务。

三、深圳市精准医疗代表企业

1. 华大基因与国家基因库

华大基因成立于 1999 年，是全球最大的基因组学研发机构，2017年 7 月 14 日正式在深交所创业板上市，成为真正意义的基因测序行业登陆资本市场的第一股。华大基因是全球领先的基因组学类诊断和研究服务商，通过基因测序方式对生物样本进行检测，并对测序结果进行分析和解读。凭借全资质认可、先进的技术平台、丰富的临床经验以及庞大的基因数据库等多项优势，华大基因成为实至名归的基因测序龙头企业，也是具有全球品牌影响力的中国生物科技企业代表。

华大基因以"产学研"一体化的创新发展模式引领基因组学的发展，通过遍布全球的分支机构与产业链各方建立广泛的合作，将前沿的多组学科研成果应用于医学健康、农业育种、资源保存等领域，推动基因科技成果转化，实现基因科技造福人类。

2013 年 3 月，华大基因成功完成对美国上市公司 Complete Genomics 的收购，实现了基因测序上下游产业链的闭环。并于 2015 年相继推出具有完全自主知识产权、具有国际先进水平的高通量测序系统"超级测序仪"——Revolocity™ 及桌面化测序系统 BGISEQ-500。

深圳国家基因库于 2011 年由国家发改委等部委批复，依托华大基因组建、运营，存储管理我国特有遗传资源、基因数据和生物信息，于 2016 年 9 月 22 日正式开库。据《人民日报》报道，该基因库是继美国国家生物技术信息中心、日本基因数据库、欧洲生物信息数据中心之后，全球第四个建成的国家级基因数据库。第一阶段的投资为 7.8 亿元人民币。中国的基因库将与其他三个基因库分享信息。据称这是世界上最大的基因库，拥有大量动物、植物、微生物和人体细胞样本。已收集的基因数据包括：癌症数据库拥有 3000 份样本数据和 5 万条基因组变异信息，还有与出生缺陷、植物、鸟类和农作物相关的数据库。基因库的几十台冰箱能在低至零下 200 摄氏度的条件下保存样本。研究人员还可使用 150 台国内自主研发的桌面型基因测序仪，以及一台造价 2000 万美元的 Revolocity 超级测序仪。

国家基因库主任梅永红说："未来精准医学的发展和竞争，某种程度上取决于我们具有的基因资源以及认知基因资源的能力。"国家基因库已存储了 1000 万份基因样本，未来还将包括一个生物数据库、生物活体样本，以及一个基因组编辑平台。

通过建立世界领先的高端仪器研发和制造平台、大规模测序、生物信息、基因检测、农业基因组、蛋白组等技术平台和大数据中心，结合其独特的创新教育和人才培养模式，华大基因践行基础研究、产业应用和教育实践的并行发展。在"科技合作""科技服务""医学服务""人人服务""终生服务"的发展路径中，创新推动基因产业乃至生命经济的腾飞发展！

华大基因被顶级学术期刊《自然》评为"世界领先的遗传学研究中心"和"基因组学、蛋白质组学和生物信息分析领域的领头羊"。截至 2017 年 5 月 4 日，华大基因累计发表论文超 2173 篇，SCI 收录的有 1759 篇；在国际四大顶尖学术期刊《自然》系列、《科学》《细胞》《新英格兰医学》上共发表文章 256 篇。全球学术影响力排名位列第 87 位（2014 年），产学研合作全球第一（2015 年），科研产出名列中国产业机构首位、全球产业机构第 12 名（2016 年）。华大基因在知识产权方面已申请国内外专利 1583 件，已获得授权发明专利 384 件（截至 2017 年 2 月）。此外，还自主研发了多项软件工具、实验设备，并建立了庞大的数据库应用系统。华大基因业务覆盖全球 66 个国家和地区。

华大基因研究院致力于基因组学、转录组学等多组学方面的公益性研究，研究内容涵盖医疗健康、农业育种、环境等生命科学相关领域，目前主要进行个人基因组、肿瘤、生育健康和动植物分子育种四大项目的研究。

华大基因学院致力于国际化开放办学，建立"以项目带学科、带产业、带人才"、在实战中培养人才的新型教育培养体系,与多家国内外知名高校开展本、硕、博联合培养计划,涵盖非学历教育和公共教育,培养生物领域科研和产业需要的创新型人才。

华大基因学院已和包括华南理工大学、武汉大学、东南大学在内的 10 余所知名高校建立了教育合作关系,采用"2.5+1.5+X"或"3+1+X"的模式开展本、硕博联合培养,同时还与香港中文大学、哥本哈根大学、奥胡斯大学、美国加州大学戴维斯分校等国际知名高校开展硕、博联合培养计划,探索创新人才培养方式。

华大基因、英特尔、阿里云三巨头联合构建精准医疗开放云平台,提供更精准、高效的医疗健康服务和个性化的优质诊疗体验。华大健康成立了精准医疗联盟,开展无创产前基因检测示范应用以及疾病筛查等服务,实现了出生缺陷的精准防控。华大迄今累计完成了 200 多万例无创产前检测,检出了 1.5 万多"唐氏胎儿",准确率在 99% 以上。还完成了上百万例耳聋相关基因筛查,几十万例的遗传性基因病排查,200多万例妇女宫颈癌 HPV 病毒分型检测,600 多万例的肿瘤标志物筛查。

2. 华因康基因

深圳华因康基因科技有限公司成立于 2008 年 1 月,是一家专业生产、销售高通量基因检测设备及生物试剂、基因分析软件、提供科研技术服务与生物信息数据技术服务为主体的生命科学领域的高科技企业。公司已被评为"国家级高新技术企业""国家级博士后科研工作站""广东省院士工作站""广东省科技部教育部产学研重点示范基地",公司拥有高标准生产车间,已获得"医疗器械生产企业许可证""软件企业认定证书"等。

公司核心产品——PSTAR 系列高通量测序系统,填补了我国在基因测序设备制造、试剂生产与生物信息分析服务等领域的空白。PSTAR 系列高通量基因测序仪采用国际前沿技术，广泛应用于生命科学基础研究、临床诊断与治疗、疾病预防与保健以及新药研制等领域。目前高通量基因测序仪已经通过了国家科技部科技成果鉴定，并于 2010 年被认定为"国家重点新产品""广东省高新技术产品""深圳市自主创新产品"。

3. 深圳瑞奥康晨

瑞奥康晨创始人杨旭曾是深圳华大基因科技有限公司首席运营官，有 7 年生命健康和基因检测行业的从业经验。该公司做的就是贯穿整个生命周期的健康评估和干预方案，希望把每个人的遗传数据变成一本可读懂的生命使用说明书。下一阶段，公司建立实验室，并获得临床资质认证后，将要研发临床级的基因检测产品。精准的健康管理也正是亚健康人群疾病风险的预测和评估，通过基因检测，了解每个人的健康遗传信息，制定适合自己的个性化健康管理方案，降低去医院的几率。瑞奥康晨与深圳几家基因检测公司正筹备建立相关的行业协会，希望通过行业协会建立统一的行业标准和规范。

4. 华为企业云

2016 年 5 月 24 日，华为企业云携手药明康德及药明康德集团企业明码生物科技在上海共同发布中国首个精准医学云平台——明码云。"明码云"旨在打造覆盖全国、标准统一、安全可靠的精准医学大数据云平台，推动国内基因组信息及精准医学大数据的集中和应用，促进政府相关部门、医疗行业、学术界以及业界在精准医学领域的交流与合作，全面助力中国的精准医学计划。

5. 深圳精准医疗孵化器有限公司

2016 年 10 月 14 日，深圳首家精准医疗孵化器在罗湖区都市名园裙楼 5 楼"罗湖区国际众创空间"正式开业并投入运营。深圳精准医疗孵化器有限公司是罗湖医院集团下属的深圳市众循精准医学研究院与深圳市伞螺旋创业服务有限公司合作运营的深圳首家聚焦在精准医疗领域的专业孵化器。精准医疗孵化器关注基因检测、体外诊断、医疗大数据、细胞治疗、基因治疗交叉应用相关的种子期项目。

精准医疗孵化器拥有深圳市细胞治疗技术协会、深圳市细胞质量检测评价公共服务平台、深圳基因检测临床应用公共服务平台等核心资源，成为深圳精准医疗项目孵化的专业技术服务一体化平台，为入孵项目提供一流的技术支撑与实验平台。此外，孵化器还为入孵项目提供天使投资、创业辅导、办公空间、市场策划等专业服务。

6. **深圳乐土精准医疗公司**

乐土投资与领域内最尖端的第三代基因测序技术的领军企业美国生捷（Centrillion）合资成立的乐土精准医疗公司于 2016 年 2 月 29 日落户前海。乐土投资集团 CEO 刘如银表示，之所以选择来到前海，一是要借助这里较好的金融环境，建立人才和技术研究转化平台，把在硅谷、波士顿、纽约、圣地亚哥和洛杉矶的团队和项目陆续地带回来，并成立深圳前海精准医疗研究院进行转化和再研究。另外，乐土还将在前海成立精准医疗＋互联网平台以及金融平台，降低基因检测成本，并通过健康险来服务更多的普通人，使更多的人通过精准医疗而受益。

7. **海普洛斯**

深圳市海普洛斯生物科技有限公司于 2014 年在深圳注册成立，坐落于南山区科技园北区源兴科技大厦南座。海普洛斯是一支由从事基因组学、生物信息学、分子生物学、医学、机器学习、大数据挖掘等研究的年轻海归科学家和国内顶尖科技人才组成的立志于技术创新的团队。该公司携手深圳市人民医院联合启动万人癌症基因测序计划，是中国首个大型癌症"精准医疗"计划。该计划针对肺癌、乳腺癌、结直肠癌、胃癌、肝癌，旨在实现 10000 人的癌症早期筛查、预后监测、个体化用药指导，建立中国首个大型癌症基因数据库，为实现精准医疗奠定基础。该公司的上饶（国际）精准医疗健康产业园项目包括"四中心一研究院"，即精准检测中心、精准医疗中心、精准健康中心、精准大数据中心以及精准医学研究院，致力于打造精准医疗和健康产业链。

8. 北科集团

北科集团成立于 2005 年 7 月，总部位于深圳，是中国专业从事干细胞基础研究、临床应用研究及干细胞技术支持服务的生物高科技企业。公司拥有员工 700 多名，其中 56% 以上为技术研发人员，拥有在干细胞领域成果卓越的多位专家及国内外学者领衔的专业技术研发团队。

9. 深圳天达医学检验实验室

深圳天达医学检验实验室是深圳市天达生物医疗器械有限公司旗下专业从事第三方医学检测的检验机构。在心脑血管疾病风险预测，肿瘤风险评估，肿瘤早期筛查等精准医学检测方面有最前沿的检测项目以及强大的研发团队，为精准医学健康管理提供科学依据。

10. 深圳碳云控股有限公司

碳云智能成立于 2015 年 10 月 27 日，是国内少有的、以大数据为技术背景的独角兽公司，围绕消费者的生命大数据、互联网和人工智能创建数字生命的生态系统。其创始人包括华大基因董事合伙人、原华大基因 CEO 王俊、原华大基因首席运营官吴淳、首席科学家李英睿及首席信息官黎浩；技术合伙人包括国际人人智能大会主席杨强、美国康奈尔大学教授顾正龙；传播合伙人是艾问传媒创始人艾诚。

王俊博士，著名的生命科学家和基因组学专家，认为生命以碳为基础，可以被数字化，数字化生命可以被智能化，智能化的数字生命可以被网络化。碳云智能希望建立一个健康大数据平台，运用人工智能技术处理这些数据，帮助人们做健康管理。

2017 年 1 月，碳云智能联合国内外 7 家创新科技公司成立数字生命联盟，搭建全球范围的数字生命生态系统。

四、深圳各大医院实施精准医疗现状

1. 罗湖医院集团

罗湖医院集团拥有精准医学门诊、病房、精准医学研究院、精准医学健康产业创客孵化器四位一体的产学研中心。同时，还有 5 个涉及基因诊断和细胞治疗领域的创客团队签约成为精准医学研究院和创客基地的成员，这 5 个团队的研究涉及衰老、妇女遗传病、肿瘤生物信息、肠道菌群和自病症等方面。这也是深圳医疗机构首次大规模布局精准医学的临床应用和产业转化。

罗湖医院精准医学门诊有三项功能，一是为癌症患者提供多学科的会诊及治疗方案；二是为慢性病患者提供最佳治疗手段；三是提供健康体检，通过基因检测做好疾病预测。截至目前，除了产前筛查外，用于疾病风险预测、诊断和精准治疗的基因检测，罗湖人民医院每个月要做 800 多例，而免疫细胞治疗也已经治疗了 2000 多例患者。随着技术的进步，老百姓的需求会越来越多，精准医疗的应用也会越来越大。临床应用需求的增多，也加快了深圳精准医疗临床与产业结合的进程，更为产业转化提供了机遇。

2. 深圳市第二人民医院

2015 年 3 月 24 日，深圳市二医院联合精英学术团队启动"精准治疗计划"，寻找超过 1000 例中晚期癌患者进行个性化治疗，显示该院癌症精准治疗团队已经实现从基础研究到临床的应用。市二医院与复旦大学赵国屏院士肿瘤精准治疗团队合作，运用生物学技术进行精准治疗的研究。

肿瘤免疫治疗是精准治疗的其中一种方式。以膀胱癌为例，市二医院的专家在研究中发现，膀胱癌细胞中有独特的肿瘤抗原，即 NY-ESO-I 和 HLA-AL。医生对患者抽血后，从中抽取患者 T 细胞，并对 T 细胞进行功能化改造，"装上"能识别独特肿瘤抗原的"识别器"，产生肿瘤特异性的 T 细胞，并进行大量培植，最后将改造后带有 TCR 的 T 细胞回输到患者体内。"这些 T 细胞能在体内识别出 NY-ESO-I，并消灭肿瘤细胞，从而解决了脱靶的问题。"这种治疗是近 30 年肿瘤治疗的突破，具有特异性强、副作用小、治疗效果好的特点，或能延长癌症患者的生存时间，提高生活质量。

目前，团队已经实现从基础研究到临床应用的衔接，并准备大规模推广。市二医院现已与华大基因、美国生物治疗孔雀团队等签约合作，全面启动"精准治疗计划"，拟对深圳发病率前十位的部分肿瘤（以膀胱癌为主），遴选 1000 例 NY-ESO-I 和 HLA-AL 肿瘤分子呈双阳性的中晚期患者，进行个性化、综合性治疗。

3. 深圳市人民医院

2015 年 7 月 16 日开始，深圳市人民医院与深圳市海普洛斯生物科技有限公司启动万人癌基因测序计划，将通过测序肿瘤患者和高危人群的血液样本，全程监控肺癌、乳腺癌、结直肠癌、胃癌、肝癌五种高发癌症的发展变化，并将于 2016 年 12 月完成第三期的测试，帮助癌症高危人群进行无创早期肿瘤筛查，以及帮助癌症患者进行预后监测、个体化用药指导等，提高肿瘤早期筛查率和治疗效果，届时调查样本病例将达到 10000 例。

深圳市人民医院介入科将把最先进的三维基因技术用于肺癌、肝癌等肿瘤的基础和临床研究，为癌症的精准治疗奠定基础；将利用创新的基因组学和生物信息学开发和应用能力，包括三维基因组、三代测序、比较基因组学等技术，促进生命科学研究及人类健康研究，希望在肺癌、肝癌的结构基因组学方面，在深圳建立相关的基础科研实验室并期待产生一批国际影响力的基础科研成果，为临床的癌症治疗提供基础科研理论基础和潜在的大数据支撑。

4. 深圳市第三人民医院

2016年3月14日，深圳市第三人民医院——华大基因联合成立"深圳市感染性疾病精准医学中心"，将首次在国内外开创感染性疾病的诊疗新模式，一定能够为感染性疾病的精确诊断、个性化治疗、预防带来一场深刻的技术革命。早在医学中心成立之前，第三人民医院已通过三名工程引进院士团队开展精准医疗项目。留美医学博士、精准医疗专家、市第三人民医院副院长刘映霞表示"未来，精准医疗将转化为产品，比如基因芯片，一滴血就能快速得出基因测序结果，通过大规模普及应用，最终受益的就是患者。"第三人民医院通过基因和分子技术，从母体和病毒两方面着手，探索乙肝母婴传播的风险因素。如果是高风险就及时干预，干预措施现已达到先进水平。除了优生优育外，三院还通过基因和分子技术，对新型禽流感患者实行快速精准诊断和个体化治疗，第一时间培养病毒成功，并追溯病毒来源，为相关决策的出台提供了科学依据。

5. 福田区人民医院

2016年5月2日，科技部科学仪器重大专项产业化示范单位"深圳临床精准检测转化医学实验室"和中国人类蛋白组计划"深圳临床质谱示范实验室"，在福田人民医院正式揭牌。

2016年7月9日，北京阜外医院荆志成教授团队携手福田医院共同打造的心肺血管疾病精准医学研究中心在福田医院正式揭牌。

6. 南山区人民医院

2016 年 7 月 18 日下午，南山医院与华大基因战略合作框架签约及揭牌仪式在南山医院举行，双方签署了战略合作框架协议书，将共建精准医学中心、开展精准医疗服务。南山医院和华大基因将在精准医疗服务、建立临床样本及数据资源库、科研项目申报、联合培养基因组学及临床应用的专业人才等领域开展全方位合作。双方将合作建立标准化的临床生物资源样本库，联合申报课题，基金等重大科技项目，进行项目孵化的临床验证，共建跨组学检测中心，定期开展学术交流，共同培养工作人员，共同学习基因组学及遗传咨询等前沿技术。南山医院表示，与华大基因共建精准医学中心，将加快南山医院在基因组学应用领域的发展，开展临床科研和临床应用的全面合作，提高医院诊疗技术水平，特别是提高优生学、遗传学、分子诊断学方面的水平。

7. 云杉医疗

2016 年 8 月 28 日，深圳民营医疗领域最大精准诊断中心的云杉医疗综合门诊部正式开业，该门诊部通过定点和多点执业结合的方式，实现"健康体检、专家诊疗、健康管理、国际诊疗"的全流程模式。云杉门诊部挂牌成为深圳精准医疗学会会员单位，宣布拥有深圳民营医疗领域最大的精准医疗诊断中心。

8. 香港大学深圳医院肝癌精准治疗互助联盟

香港大学深圳医院牵头发起成立"香港大学深圳医院肝癌精准治疗互助联盟"。目前，首批联盟成员一共有 10 家医院，分别是：港大深圳医院、深圳市中医院、坪山新区人民医院、福永人民医院、深圳市职业病防治院、龙华新区人民医院、光明新区人民医院、盐田区第二人民医院、宝安区妇幼保健院、盐田区妇幼保健院。

9.深圳市妇幼保健院

2017年4月18日，深圳市妇幼保健院与华大基因联手建立"出生缺陷防治精准医学中心"。该中心将聚焦深圳生殖健康领域的突出问题，重点监控生殖健康相关的疾病、出生缺陷和辅助生殖技术；开展常见生殖障碍性疾病病因学、人类早期胚胎发育分子机制研究，为临床疑难不孕症诊治、揭示出生缺陷发病机理提供依据；建立深圳重大出生缺陷疾病防治的全链条研发体系，依托国家基因库建立深圳市妇幼系统的临床样本库及数据库，建立适宜深圳市人群生殖健康相关疾病预警、早期筛查、诊断、治疗的综合防治平台。实施从孕前、产前、产后到新生儿的遗传缺陷性疾病筛查、阻断等跨组学技术，并实现出生缺陷防治关键新技术和新产品研发，从而重点实现关键技术和产品突破，提高全市出生缺陷防治水平。

出生缺陷影响人口素质和群体健康水平，是全球公共卫生面临的重大挑战。先心病、神经管缺陷、唇腭裂、听力障碍等出生缺陷疾病呈上升态势。减少出生缺陷，关键在于预防。无创产前基因检测目前在深圳自费价格是855元（医保报销400元，自费455元）。

五、深圳市精准医学发展路径研究——基于SWOT分析

1.背景

中国科学家将精准医学定义为"集合现代科技手段与传统医学方法，科学认知人体机能和疾病本质，以最有效、最安全、最经济的医疗服务获取个体和社会健康效益最大化的新型医学范畴"。2015年3月，我国成立"精准医学战略专家组"，共19位专家组成了国家精准医学战略专家委员会。国家卫计委和科技部等部门组织专家论证后，认为

开展精准医学研究是整个医学界的重大机遇，并提出了中国版的精准医学计划。2016 年 3 月，国家科技部发布了"精准医学研究"重点专项项目申报指南。2016 年 6 月，国家卫计委发布了包含 61 个项目的"精准医学研究"拟立项项目清单。国家发改委 2016 年 6 月 8 日发布的《实施新兴产业重大工程包的通知》中，"新型健康技术惠民工程"子项所支持的，就主要是针对基因检测。我国已将精准医学纳入到"十三五"规划当中，在 2030 年以前，中国精准医学将投入 600 亿元，其中中央财政支付 200 亿元，企业和地方财政配套 400 亿元。精准医学时代已悄然到来。

2. 深圳发展精准医学 SWOT 分析

（1）优势

①产业综合优势

深圳的产业基础和环境为深圳成为精准医疗的先行者奠定了基础。深圳是首批国家生物产业基地和全球重要的电子信息产业基地，物联网、云计算、超级计算能力全国领先，生命健康产业引领全国。深圳新一代测序能力与超大规模生物信息计算与分析能力位居世界第一，拥有亚洲最大的综合性干细胞库群和全球首个通过美国血库协会认证的综合干细胞库群；具有完善的自主创新平台体系，拥有国家基因库等 18 个与生命健康及精准医学领域相关的国家级创新载体。深圳在细胞免疫治疗产业领域也走在全国前列。据悉，目前全国有超过 150 家细胞免疫治疗类企业，深圳就有 40 多家。

深圳目前已经有几十家企业涉足精准医学，如华大基因、斯坦福医学、瀚海基因、乐土基因、碳云智能、海普洛斯、华因康基因等。其中华大基因是全球精准医学领域的龙头企业。而瀚海基因已开发出第三代基因测序仪，将进一步降低基因测序成本。

②研发和应用优势

在研发方面，深圳拥有全球最大的基因组学研发机构华大基因；深圳市众循精准医学研究院是全球首家拥有精准医学门诊、精准医学病房、精准医学研究院、精准医学创客孵化器四位一体的产学研中心；深圳组建了全国第一个精准医学专科医师分会。2016 年 5 月 15 日，深圳市精准医学学会成立。2016 年 9 月 2 日，深圳市精准医学研究院成立。

在应用方面，目前精准医学中应用最为广泛、最被人们接受的是无创产前基因检测，该技术目前在深圳已经覆盖了所有有产科的医疗机构，深圳检测机构的参与度和民众对该检测的接受度都在全国最前列，预计 2016 年深圳市将有超过 40% 的孕妇都自愿接受无创产前基因检测，这一覆盖率在全国最高。精准医学在肿瘤的早期预防、早期筛查、帮助肿瘤患者寻找合适的靶向药物、肿瘤患者康复和疗养等方面都有应用空间，华大基因已与深圳市人民医院、市第二人民医院、市儿童医院等合作，针对不同的肿瘤患者提供基因检测，帮助肿瘤患者找到合适的靶向药物，未来也将通过基因检测手段，对肿瘤患者的病程包括术前术后是否有复发和转移的风险都进行实时监测。2015 年 7 月 16 日开始，深圳市人民医院启动万人癌基因测序计划，计划到 2016 年年底，将针对我国肺癌、肝癌、胃癌、结直肠癌和乳腺癌等五种高发癌症，用最先进的基因测序的方法，帮助癌症高危人群进行无创早期肿瘤筛查，以及帮助癌症患者进行预后监测、个体化用药指导等，提高肿瘤早期筛查率和治疗效果。深圳市第二人民医院全面启动"精准治疗计划"，应用 CAR-T 技术治疗复发、难治急性淋巴细胞白血病和淋巴瘤效果显著。罗湖人民医院除了产前筛查外，用于疾病风险预测、诊断和精准治疗的基因检测，每个月要做 800 多例，而免疫细胞治疗迄今也已经治疗了 2000 多例患者。深圳合一康生物科技股份有限公司利用细胞免疫治疗方法，已经为肿瘤患者提供2万多例次服务，有效延长癌症患者存活时间和生存质量。

深圳市精准医学研究院采用"一院N中心"的模式，深圳市卫计委与市医管中心支持华大基因与深圳市各医疗卫生机构合作建设特色精准医学中心。深圳市精准医学研究院将依托深圳市现有的医疗卫生服务体系，将基因组学技术与临床诊疗相结合，推广适宜基因检测技术的临床应用，以期达到降低深圳市出生缺陷发生率、提高肿瘤病人的生存率的目标。

（2）问题

①数据及生物样本共享很难

中国医学科学院副院长、国家精准医学战略专家组负责人詹启敏院士认为，数据共享、生物样本共享是精准医学发展的瓶颈。国内还没有完全放开医疗数据，医院间资源共建尚且存在巨大的障碍，基础平台建设还有很长一段路要走。精准医疗要想实现患者数据的共享，必须完善全国医疗资源共建共享平台建设，除了政策推动，最主要的还是发挥医院主动性，否则很难保证资源平等共享。基因检测是精准医学的基础，而基因组样本量是基因检测的根基，由于发展时间较短，基因组样本量不够大也成为行业发展瓶颈。

②社会伦理及法律制度障碍

人们对传统药物疗法的理念根深蒂固，而对基因检测的认知则还处于初级阶段。人们对精准医学的观念没有跟上，产业就很难得到发展。在精准医学服务模式下，移动医疗及大数据技术被广泛应用，患者数据隐私保护、基因伦理问题随之出现。基因治疗技术的安全性和有效性、病人的选择及知情同意、隐私信息的保护、医疗保健的费用以及生命伦理问题等，促使人们从基因治疗技术及法律法规两个方面进行伦理对策的思考，提倡研究者及医生自律、加强法律法规的建设和完善、从技术角度提高基因治疗的安全性、发展基因治疗疗效的评估系统、充分的病人知情同意等，以期在伦理的规范和引导下，促进基因治疗健康发展。而目前深圳市尚未出台较为系统全面的法律法规，也未将精准医学纳入医保体系。

数据库建立的同时也提出了隐私和伦理方面的问题。如何在录入中央数据库的过程中保证病人数据的匿名。患者应该对自身的健康数据享有哪些权利？这种数据是否应该被全国乃至国际共享呢？进一步确定规范，征得病人同意，确定分享的内容范围都是需要做到的。在伦理方面，人们通过检测得到基因信息有助于更好地预防疾病，但同时是否会造成心理压力？如何保护病人隐私，会不会体检结果造成保险公司或者是用人单位的歧视？

③产业政策和环境有待加强

产业政策和环境是产业发展的基础。深圳市北科生物科技有限公司董事长胡祥认为："精准医疗不仅是科学的创新、技术的创新，更主要的是要有一个产业环境。技术已经成熟了，科学也已经发展了，但相应的政策法规环境，乃至人们的观念没有跟上，产业就很难得到发展。"深圳目前还没有形成深圳精准医疗上下的产业链和互补的产业生态，精准医疗产业园还没有建立，有关产业政策尚未出台。

④精准医学人才缺乏

精准医学人才的需求是复合型的。该行业的人才有三种类型，第一种是 BT 人才，也就是做实验的，第二种是 IT 人才，即做生物信息的，第三种是遗传咨询人才，即做医学诊断的，而这三种人才必须具备医学、遗传生物学和计算机三个领域的知识。而目前市场上最缺这三种复合型人才。

深圳市众循精准研究院衰老精准防控研究所所长杨旭说，基因检测有两个重要的阶段，一是基因的检测阶段，这是获取个人基因遗传信息数据的阶段；二是检测结果分析和解读阶段，也就是怎样把得出的数据变成用户能够理解的咨询意见和报告。目前大多数的基因检测公司还只能做到第一阶段，只有少数的公司能做到第二阶段，主要的原因就在于人才的缺乏。具备精准医学基础知识的临床医生缺乏，深圳现有临床医生普遍对精准医疗缺乏足够了解，也缺乏相关培训和继续教育。

（3）必要性与机会

①西方发达国家大力发展精准医疗

西方发达国家都在大力发展精准医疗。2015年年初，美国总统奥巴马在国情咨文中提出了"精准医学计划"，计划对100万个美国人进行个体基因组测序并收集相关医学资料，旨在以此"引领一个医学时代"。英国十万基因组计划2016年到2017年迎来快速推进的关键期，澳大利亚"十万基因组"也计划2016年年底启动。

②精准医疗纳入国家"十三五"规划

目前，精准医疗已经成为医疗卫生界非常热门的领域，在我国，精准医疗也已纳入到"十三五"规划当中，在2030年以前，国家将投入600亿建设相关产业。在利好政策的推动下，精准医疗将进入快速发展轨道。

③精准医疗将成医疗主流方向

与传统医疗的被动医疗特点相比，精准治疗将主动发现并在早期治疗疾病，是未来医疗发展的主流方向。传统医疗"一刀切"治疗导致较高的用药无效率，这个时代已过时，启动精准医疗刻不容缓。精准医疗借助可监测的遗传信息和环境信息，针对个体提供定制的优化治疗方案，提升现有治疗水平，并尽量在发病前就有望有效预防。技术发展促进传统医疗质变。精准医疗具定量化、个体化、事前预防和连续性四大特点，是对传统医学的重要革新，进一步解决了传统医学的痛点，避免医生由于"只见森林不见树木"导致的过度依赖主观经验、描述和循证医学的大众数据，造成对个体的诊疗有效率低、副作用大、事后举措仓促等问题。精准医疗在提升医疗效率的同时，还可降低不合理医疗造成的高昂费用，具有广泛的社会效益。

深圳市众循精准医学研究院副院长吴松表示，当前的肿瘤治疗正逐渐从宏观层面对"症"用药，向更微观的对基因用药转变，实现"同病异治"或"异病同治"，精准治疗已经成为肿瘤治疗的一个趋势。

（4）质疑及风险

①西方的精准医学并不一定精准

原第二医科大学校长王一飞教授认为，医学面对的不单纯是疾病，而是一个活生生的人，患病的人，渴望健康的人，有不同心理状态、精神特质、宗教信仰、生活方式、行为习惯的人。因此，单靠基因策略并不能满足"生物—心理—社会"医学模式的需求，它只是多种医学模式中的一种，虽然它能对医学进步发挥很大的作用，但并不是全部。事实上，世界各国虽然不断增加医疗经费投入，但人类疾病的数量不降反升！人类有 30 亿个 DNA 碱基对，但目前只有 3% 左右能被准确解释。

其次，世界卫生组织研究发现，影响健康因素中，生物学因素仅占15%。父母遗基因组并不包含所有疾病信息，基因突变也不是绝大多数疾病的起因。疾病和健康一样，都是基因组和环境互动的结果。此外，目前的诊断远远不够精准，无论是病因学诊断还是鉴别诊断都不到位。药物又都是根据不确定的、非个体化的诊断研发出来的。所以今天的"精准医学"只是能降低一些副作用，不一定能真正提高疗效。

②西方的精准医学成本高

中国工程院程京院士认为，面对国际上出现的新鲜事物和技术，不能简单盲目跟风、一味照搬国外的医学模式，毕竟中国只是一个发展中国家，需要考虑自己的综合国情。精准医学是一项非常困难的系统工程，需要大量的人力、物力、财力。盲目大干快上有可能导致巨大浪费。从相对比例来看，我国卫生总费用占 GDP 的比例是 5.2%，而美国为 16%。如把美国人均医疗开支水平作为"国际先进医疗水平的服务"标准，仅医疗开支一项，2010 年我国就需要 67 万亿元人民币，而该年我国 GDP 总值只有 40.12 万亿元！因此，以美国为典型的用"尖端的理化检查设备、巨资研发的各类新药和层出不穷的手术新方法"作为技术支撑的高成本的所谓"现代先进医药模式"是否应该在深圳全面推广值得商榷！基因检测成本高以及定制化医疗方案的成本高。人类基因组启动之时，测定第一条基因序列时，其成本高达 27 亿美元，而现在成本已经降至 1000 美元左右，华大目前的价格是 5000 元，但这还不够，当前除了产前筛检比较廉价之外，其他项目价格都偏高。

③精准医学产业链的经济学价值令人质疑

精准医学尽管号称万亿规模，但目前中国市场的规模不过 30 亿至 50 亿元。在这样狭小的市场上，已经有超过 300 家甚至更多的精准医学企业，估值总和接近千亿元。基因检测包括上游生产基因测序仪的公司，但基因检测上游仪器暂时被国外 Life Technologies、Illumina、罗氏几家公司垄断，我国精准医学所需要的核心测序仪器设备与关键性前沿技术主要依赖进口。这将使我国投入到精准医学设备及试剂采购的钱主要流向国外，令人担忧！而国内主要集中在中游测序服务和下游，目前规模较小。当前精准医学产业存在泡沫。

④医疗研发和治疗体系之间的冲突

全国药物基因组学专业委员会主任贺林院士强调"精准医学不应泛用也不应滥用"，中国应合理地推动精准医学的稳健发展。现行医疗体系更鼓励治疗而不是预防。相关研究表明：在10000种已知的疾病中，7000种是罕见的，可治疗的只有500种。国际人类基因组计划总协调人、美国国家人类基因组研究所所长柯林斯博士认为，现在需要"大约14年和20亿美元或更多"开发一种新药，"超过95%的药物在开发过程中失败"。

虽然癌症精准治疗痊愈并不是梦，但癌症通过基因治疗痊愈等案例还是少数。美国斯坦福大学生物系教授、美国国家科学院院士骆利群表示，从基因研究到最后的治疗，道路仍然很漫长，"找到基因是第一步，越到后面会越难。药物进入人体有各种各样不同的反应，这个过程我们知道的还很少。"

3. 深圳市发展精准医学路径

（1）构建以预防为主的大健康格局，实现"精准预防"

习总书记指出，没有全民健康，就没有全面小康。十三五规划建议提出推进"健康中国"建设，特别提出坚持以"人的健康"为中心，以此为一切行动的出发点和落脚点，切实转变医药卫生事业改革发展方向，从原来的以解决人民群众看病就医问题，向促进和保障人民健康转变。而建设"大健康"体系，就要把疾病治疗的关口前移，重视疾病预防和健康管理，这和精准医疗是分不开的。在"大健康"时代，治疗疾病要寻根究底，在疾病发生发展的各个环节上实现系统防控和"精准"打击。

①打造良好生态环境，实现深圳"天蓝、水清、土净"

良好的生态环境是人类生存与健康的基础。世界卫生组织研究发现，影响健康因素中，环境影响占17%。深圳应按照绿色发展理念，实行最严格的生态环境保护制度，建立健全环境与健康监测、调查、风险评估制度，树立"绿水青山就是金山银山"的强烈意识，重点抓好空气、土壤、水污染的防治，严格执行《大气污染防治行动计划》《水污染防治行动计划》和《土壤污染防治行动计划》。大力推广新能源汽车，大力发展清洁能源，减少大气污染；清理各类污染企业，减少污水排放，大力进行污水处理，净化水质；大力建设垃圾焚烧发电厂，减少垃圾污染土壤和空气。"天蓝、水清、土净"是深圳市民健康长寿的最重要保障。

②完善食品安全体系，加强食品安全监管，降低疾病隐患

"民以食为天，食以安为先"。病从口入，要避免深圳市民生病，必须加大食品安全。食品安全是一门专门探讨在食品加工、存储、销售等过程中确保食品卫生及食用安全，降低疾病隐患，防范食物中毒的一个跨学科领域，所以食品安全对实现健康深圳很重要。2015年8月，国务院食品安全办将深圳市确定为国家食品安全城市创建试点城市，深圳开展了一系列"国家食品安全城市"创建工作。深圳市食品药品监督管理局应借此东风大力加强食品安全监管，确保市民食品安全，降低市民疾病隐患，减少市民生病几率。

③全面落实国务院发布的《全民健身计划2016—2020年》

实施全民健身计划是国家的重要发展战略。深圳应大力发展群众体育、倡导全民健身新时尚，全面改善市民身体素质，提升市民健身现代治理能力。普及科学健身知识和健身方法，推动全民健身生活化，大力发展群众喜闻乐见的运动项目，鼓励开发适合不同人群、不同地域特点的特色运动项目，扶持推广太极拳、健身气功等民族民俗民间传统运动项目。发布体育健身活动指南，建立完善针对不同人群、不同环境、不同身体状况的运动处方库，推动形成体医结合的疾病管理与健康服务模式，发挥全民科学健身在健康促进、慢性病预防和康复等方面的积极作用。

④将健康教育纳入终身教育体系

建议深圳将健康教育和体育一样，全面纳入从幼儿园、小学、中学到大学的教育中，把健康教育作为所有教育阶段素质教育的重要内容，建立学校健康教育推进机制。构建相关学科教学与教育活动相结合、课堂教育与课外实践相结合、经常性宣传教育与集中式宣传教育相结合的健康教育模式。大力培养健康教育师资。建议教育部门联合营养保健专家和中医养生专家编写适合不同年龄段的健康教育教材，将安全、卫生、营养、保健、养生、中医文化、中医常识纳入不同阶段的学校教育中，让全民从小接受健康教育，让健康教育进校园、进课本、进课堂。

同时，大力弘扬社会主义核心价值观，培养市民的文化自信，将以富强、民主、文明、和谐，自由、平等、公正、法治，爱国、敬业、诚信、友善为内容的中国社会主义核心价值观融入中国教育的全过程，尤其是中小学教育中。让社会主义核心价值观成为全市人民的信仰、精神健康的重要内容。

⑤全面落实卫计委《全民健康素养促进行动规划（2014—2020年）》，全民普及《健康素养66条》

世界卫生组织研究发现，影响健康因素中，行为和生活方式占60%。然而有关调查显示，我国仅有11.2%的居民能够保持健康的行为和生活方式。吸烟酗酒、经常熬夜、久坐不动、营养失衡、药物依赖等不良生活习惯，不啻身体健康的隐形"杀手"。因而想要得到健康，健康的观念素养是必需前提，健康的生活方式则是不可或缺的关键要素。因此，建议深圳要把实现市民健康的重点首先放在"治未病"上，教育和科普要放在优先的地位。健康素养是衡量人民群众健康素质的重要指标，也是对经济社会发展水平的综合反映。世界卫生组织倡导各国大力开展健康素养促进工作，为实现千年发展目标提供保障。

2014 年 4 月 15 日，国家卫生计生委印发《全民健康素养促进行动规划（2014—2020 年）》的通知。在国家卫生计生委领导下，由中国健康教育中心负责完成的《健康素养 66 条》（2015 年版），从基本知识和理念、健康生活方式与行为、基本健康技能三个方面界定了我国公民健康素养的基本内容，是评价我国公民健康素养水平的重要依据。深圳应扶持各级卫生计生专业机构，进行相关科普读物、视频、健康教育读本的开发和制作，充分利用现有传播技术和资源，通过多种途径向公众传播通俗易懂、科学实用的健康知识和技能，切实提高公众健康素养水平。各级各类媒体加大健康科学知识宣传力度，积极建设和规范各类广播电视等健康栏目，利用新媒体拓展健康教育。让中国传统健康保健养生观念深入人心，从而减少市民生病概率，减轻医疗负担，缓解看病难，提升市民健康状况。

⑥加大公共卫生扶持力度

公共卫生工作就是让市民不生病、少生病，得了病能够早发现、早诊断、早治疗、早康复。深圳市应加强"院前预防——院中诊疗——院后康复和管理"为特征的医院——社区"防、治、管"一体化服务模式，夯实"市、区两级架构、三级管理"的公共卫生服务体系，打造市级专业公共卫生机构、区级专业公共卫生机构、街道防保机构和社区健康服务中心"横向到边、纵向到底"的公共卫生服务网络。深圳应加大对公共卫生的扶持力度，真正重视治"未病"和"欲病"。

深圳应重视及加强产科领域的精准医学研究与应用，降低出生缺陷，有助于从源头上保障母婴健康、防范重大慢性病的流行。因此，大力推广华大基因无创产前基因检测意义重大。建议深圳可从接受无创产前检测的婴儿开始，为其制作一张小小的芯片——"基因身份证"。

如果生病去看医生，大夫会根据每一位患者的芯片，设计出因人而异的诊疗方案，以便更精准地治愈疾病。根据每个人的基因信息，医生还可对以后的疾病风险进行评估，使人们尽早调整生活环境、生活习惯，预防疾病发生。了解了自己的"基因体质"，就可以结合中医的体质类型，通过科学养生的方式调整饮食结构。如果一个孩子从生下来就通过基因检测结合家族史，知道将来患高血压的风险高，家长就可以在配餐时注意少盐，养成清淡口味，降低孩子患高血压的风险。日本就是通过这一简单方式降低了全民心血管病的患病风险。

⑦变"医保"为"健保"，广泛建立社区"精准健康管理"中心

精准健康管理，是在"精准医学"大背景下，以基因检测和中医"治未病"为指导的健康管理新方式。这种融合东方的实践养生与西方的实验医学的健康管理理念、模式、方法，顺应"互联网＋健康"的趋势，在开放、共享的平台上将更为便捷。

深圳应全面打造社区"精准健康管理"中心，树立以健康管理为主轴，作为医改方向，重构社会医保体系为社会健保体系。把对疾病由过去的医院治疗为主转变为健康管理为主。健康管理不仅包括生理健康，还包括心理健康，具体包括：健康调查、数据分析、效果评估、健康咨询、心理辅导等。

社区健康管理中心可通过云计算等平台，实现"互联网＋健康管理"，将社区居民健康管理档案和社区医院联网共享。通过"互联网＋健康管理"为中心，取代以往的医院治疗为中心，可大大降低医疗卫生成本。这不仅是医学思想的重大突破，是当今世界健康产业发展的总趋势，也是解决我国医改主要矛盾的有效途径、新思路和新方向。此外，应将合法认证的社区健康管理中心纳入全民医保体系，允许社区居民在经认证的社区健康管理中心刷医保卡，可确定一定的比例，比如百

分之二十。

⑧大力传播《中国公民中医养生保健素养》

中国工程院院士、中国中医科学院院长、天津中医药大学校长张伯礼说，"医学目的应是发现和发展人的自我健康能力，应从'治病'转为'防病'，而中医自古就提倡治未病，符合现代医学发展的理念和方向，得到了广泛的推崇和社会认可"。2014年06月18日，国家卫生计生委、国家中医药管理局联合发布了《中国公民中医养生保健素养》，解读中医基本理念和知识，倡导健康生活方式与行为，介绍常用养生保健内容，普及常用养生保健简易方法。

深圳应大力实施中医治未病健康工程，将中医药优势与健康管理结合，探索融健康文化、健康管理、健康保险为一体的中医健康保障模式。鼓励社会力量举办规范的中医养生保健机构，加快中医养生保健服务发展。建议社区中医数量要增加，治未病科普宣传关键在社区；建议在社区常态化进行《中国公民中医养生保健素养》科普讲座和宣传。鼓励中医医疗机构、养生保健机构走进机关、学校、企业、社区、家庭，推广普及中医养生保健知识和易于掌握的理疗、推拿等中医养生保健技术与方法。支持养老机构与中医医疗机构合作，鼓励中医医疗机构面向老年人群开展上门诊视、健康查体、保健咨询等服务。

⑨大力推广并落实《中国居民膳食指南（2016）》

《中国居民膳食指南（2016）》是2016年5月13日由国家卫生计生委疾控局发布，为了提出符合我国居民营养健康状况和基本需求的膳食指导建议而制定的法规。自2016年5月13日起实施。新指南由一般人群膳食指南、特定人群膳食指南和中国居民平衡膳食实践三个部分组成。同时推出了中国居民膳食宝塔（2016）、中国居民平衡膳食餐盘（2016）和儿童平衡膳食算盘等三个可视化图形，指导大众在日常生活中进行具体实践。为方便百姓应用，这次还特别推出了《中国居民膳食指南（2016）》科普版，帮助百姓做出有益健康的饮食选择和行为改变。《指南》针对 2 岁以上的所有健康人群提出 6 条核心推荐，分别为：食物多样，谷类为主；吃动平衡，健康体重；多吃蔬果、奶类、大豆；适量吃鱼、禽、蛋、瘦肉；少盐少油，控糖限酒；杜绝浪费，兴新食尚。

以日本为例，1931 年日本 18 岁男女青年的平均身高分别是 161.8 厘米和 151.2 厘米，在陆续颁布《营养师法》《营养厨师法》《营养改善法》等法律，并具体落实到位后，到 1985 年日本 18 岁男女青年的身高已分别高达 171.8 厘米和 157.8 厘米，西方学者称之为"人类体质发展奇迹"。2015 年日本男女合计平均寿命为 83.7 岁，多年世界第一。此外，中国的《营养改善条例》有望明年颁布，深圳应率先全面实施。建议深圳在各类单位包括政府、学校、大型企业等食堂全面推行营养师制度，普及营养配餐，改善市民健康，减少深圳市民患病概率，实现预防和治未病。

⑩加强健康促进与教育

2016 年 11 月 16 日，国家卫计委、教育部、财政部联合发布了《关于加强健康促进与教育的指导意见》。该意见是依据《中共中央国务院关于深化医药卫生体制改革的意见》（中发〔2009〕6 号）和《"健康中国 2030"规划纲要》《"十三五"卫生与健康规划》《"十三五"期间深化医药卫生体制改革规划》提出的。该意见认为，加强健康促进与教育，提高人民健康素养，是提高全民健康水平最根本、最经济、最有效的措施之一。深圳应充分发挥"深圳市健康教育与促进中心"的作用，大力扶持并建立各级健康教育与促进中心，进行全覆盖的健康教育与促进活动。

（2）大力扶持各类精准医学研究院，加强精准医学专门人才培养

为打造精准医疗的全球领先地位，深圳应大力扶持各类精准医学研究院，为深圳精准医学的可持续发展培养人才。深圳应大力整合华大基因学院、深圳市众循精准医学研究院、深圳乐土集团精准医疗研究院等资源，以华大基因为基础，依托华大基因的科研人才，大力发展深圳精准医疗特色学院，培养各种类型和层次的精准医疗人才，打造中国精准医疗人才培养高地。依托深圳精准医疗研究院，在深圳各大三甲医院陆续开展精准医学继续教育培训，补齐深圳各大医院精准医学人才短板。

（3）打造完整精准医疗产业链，设立精准医疗产业园

深圳目前已经有几十家企业涉足精准医疗，如华大基因、斯坦福医学、瀚海基因、乐土基因、海普洛斯、华因康基因等。其中华大基因是全球精准医疗领域的龙头企业，未来具备进入全球五百强的潜力。深圳市应建立精准医疗产业园，大力扶持深圳市精准医疗企业的发展，构建完整的精准医疗产业链。以华大基因为龙头，带动一大批精准医疗企业做大做强，占领该领域全球制高点，扶持华大基因上市并进入全球五百强企业之列。此外，通过政策、市场及资金等途径大力扶持华大基因、瀚海基因等重点精准医疗企业，从而大幅度降低精准医疗成本，为在深圳普及精准医疗奠定基础。

（4）大力扶持中医，实现中医为主的医疗体系

我国传统医学蕴含了朴素和深刻的精准医学理念。中医理论博大精深，其中的辨证施治、同病异治、异病同治等理念即是典型的精准医学理念。中国工程院院士、中国医学科学院院长曹雪涛认为：精准医学和我们老祖宗提出的辨证施治，同病不同治，或者是同人不同治，这些理念是相通的。中国社会科学院经济研究所研究员陈其广认为，建

设具有鲜明中国特色的医药卫生体系与国民健康保障体系是一项非常必要和极其紧迫的重大国家战略，而唯有中医药才是成功建设这两个体系的战略基石。中医给中国人提供了便廉而有效的医疗服务。

《中医药法》颁布在即，此外，国务院关于印发《中医药发展战略规划纲要（2016—2030年）》中指出，到2030年，中医药治理体系和治理能力现代化水平显著提升，中医药服务领域实现全覆盖，中医药健康服务能力显著增强，在治未病中的主导作用、在重大疾病治疗中的协同作用、在疾病康复中的核心作用得到充分发挥。

深圳应以超常规力度引进各类名中医，建设名中医院和名中医诊所；扩大各医院中医科规模；力争到2030年，深圳的中医所占比重超过西医，达到百分之六十以上，超越国家中医药发展战略规划目标，实现医疗成本大幅度降低，实现深圳医疗水平大幅度提升。大力发展高水平中医药并引进高水平中医专家是深圳实现医疗水平跨越式发展和弯道超车的最有效路径。

（5）大力发展中医药教育尤其是高等教育

全方位普及中医药教育，包括在中小学、社区和企业等。在中医药高等教育方面，建议在现有大学内新设中医药学院，如南方科技大学中医药学院，深圳大学中医药学院，深圳职业技术学院中医药学院等。深圳应在引进北京中医药大学、广州中医药大学、墨尔本大学等的基础上，筹建一所完全属于深圳自己的中医药大学，确保深圳中医药高端人才的可持续培养，鼓励西医离职或业余学习中医，加强高层次中西医结合人才培养，提高中医药继续教育服务水平等，为深圳未来实现中医比例超越西医奠定人才基础。开办中医药高等教育是大幅度提升深圳医疗水平，打造健康深圳的重要人才保障。

此外，将中医师承教育全面融入院校教育、毕业后教育和继续教育。鼓励医疗机构发展师承教育，实现师承教育常态化和制度化。建立传统中医师管理制度。加强名老中医专家传承工作室建设，吸引、鼓励名老中医专家和长期服务基层的中医药专家通过师承模式培养多层次的中医药骨干人才。

（6）大力推广中医九型体质体检，实现"精准预防"与"精准调理"

国医大师、北京中医药大学王琦教授带领的体质研究课题组历时30年，进行了21948例的流行病学调查，结果显示：目前中国人的体质主要有9种，包括平和质、湿热质、气虚质、阳虚质、阴虚质、痰湿质、血瘀质、气郁质、特禀质等。其中比较健康的平和体质仅占32.75%，其它8种偏颇体质占67.25%，不同体质要求不同的养生调理做法，不同体质易患相应不同的疾病。中医九型体质是典型的中国特色精准医学。深圳各医院健康体检科应增加九型体质检测，并相应提供建议，帮助深圳市民实现精准预防和治疗。

（7）大力扶持智能中医，实现精准诊断与治疗

智能中医能够对临床各科病人进行辨证并给出诊断、分型、治则、选方用药直至医嘱。这是实现中医理论体系现代化、信息化、数字化、科学化的重要途径。智能中医系统不仅能提升中医精准诊断与治疗水平，帮助提升现有中医水平还可以缓解中医人才短缺问题。

例如：联世智能化中医诊疗管理系统是联世公司联合北京中医药大学多位知名临床专家，综合运用模糊数学、系统工程、管理科学、思维科学、计算机人工智能等高科技手段，遵循中医传统理念，历时8年开发研制成功的。该系统可对中医内、妇、儿、皮、男科等2400多种证型进行辨证，根据辨证结果出具相应可靠的临床处方，全面提高临床诊疗效果。

大力推动智能中医在深圳各大医疗机构的应用。开发并推广应用

智能中医诊疗系统是深圳快速大幅度提升医疗水平的重要途径。

（8）在深圳各大三甲医院全面建立"精准医学中心"，实现精准医学产学研深度融合

深圳应利用华大基因及斯坦福医学等企业在精准医学领域的优势，依托深圳精准医疗研究院，首先在深圳各大三甲医院建立精准医学中心，全面实施精准医学产学研合作，推广精准医疗门诊，提供高端医疗服务，提升深圳医疗水平。建议全市各区的所有三甲医院陆续要将精准医疗列入规划，从检测到诊断，从治疗到康复，逐渐完善精准医疗全流程服务。对重点人群进行癌症及慢性病筛查，做到早诊断早治疗。强化慢性病筛查和早期发现，推动癌症、脑卒中、冠心病等慢性病的机会性筛查，基本实现高血压、糖尿病患者管理干预全覆盖，逐步将符合条件的癌症、脑卒中等重大慢性病早诊早治适宜技术纳入诊疗常规，逐步实现全人群、全生命周期的慢性病健康管理。

深圳各大精准医学中心应结合基因技术等，对深圳常见多发癌症及心脑血管等慢性病预防、诊断、治疗、康复进行重点科研攻关，尽快实现深圳市民大病重病不出深圳就可解决。

4. 结论

基于中国国情及深圳市的现状，要实现深圳医疗卫生水平大幅度提高，解决深圳市民看病难，看病贵的问题，深圳应大力提高市民健康素养，普及中医基础知识、营养基础知识等，通过推动各类健康教育与促进活动，大力发展全民健身运动，构建以预防为主的大健康体系，大幅度减少市民看病需求，缓解看病难。大力扶持深圳市精准医疗研究院，着力进行深圳多发癌症免疫及基因治疗研究以及各类重大慢性疾病基因研究，普及华大基因无创产前检测，率先实现"基因卡"，做到精准预防、精准诊断、精准治疗和精准调理。大力扶持中医并引

进高水平中医专家，扶持并推广智能中医。充分利用深圳精准医疗研究院的研发优势，大力培养精准医疗人才，为深圳市民提供高水平的精准医疗服务。基于大数据、智能、互联网，最终建立以健康为中心、以预防为主、以医疗为辅；以中医为主、以西医为辅的深圳特色精准医疗卫生体系，大幅度降低市民的医疗费用，大幅度提升深圳医疗卫生水平，打造健康深圳，提升深圳市民幸福指数。

第八章　我国发展精准医疗产业的路径

习近平总书记指出，没有全民健康，就没有全面小康。"十三五"规划建议提出推进"健康中国"建设，特别提出坚持以"人的健康"为中心，以此为一切行动的出发点和落脚点，切实转变医药卫生事业改革发展方向，从原来的以解决人民群众看病就医问题，向促进和保障人民健康转变。健康是医改不变的中心，提升国民健康水平、实现人人享有健康服务是医改的最终目标。建设"大健康"体系，就要把疾病治疗的关口前移，重视疾病预防和健康管理，这和精准医疗是分不开的。

一、构建以预防为主的大健康格局，实现"精准预防"

1. 打造良好生态环境，实现深圳"天蓝、水清、土净"

良好的生态环境是人类生存与健康的基础。世界卫生组织研究发现，影响健康因素中，环境影响占17%。我国应按照绿色发展理念，实行最严格的生态环境保护制度，建立健全环境与健康监测、调查、风险评估制度，树立"绿水青山就是金山银山"的强烈意识，重点抓好空气、土壤、水污染的防治，大力推广新能源汽车，大力发展清洁能源，减少大气污染；清理各类污染企业，减少污水排放，大力进行污水处理，净化水质；大力建设垃圾焚烧发电厂，减少垃圾污染土壤和空气。要继承和发扬爱国卫生运动优良传统，持续开展环境卫生整洁行动，加大人居环境治理力度，建设健康、宜居、美丽深圳。"天蓝、水清、土净"是我国国民健康长寿的最重要保障。

我国要以增强人民体质、提高健康水平为根本目标，以满足人民群众日益增长的多元化体育健身需求为出发点和落脚点，坚持以人为本、改革创新、依法治体、确保基本、多元互促、注重实效的工作原则，通过立体构建、整合推进、动态实施，统筹建设深圳全民健身公共服务体系和产业链、生态圈，提升深圳市民健身现代治理能力。

我国应通过发展群众体育、倡导全民健身新时尚，全面改善市民身体素质，实现国民"不生病、少生病、晚生病、不生重病、少生重病"的预期，从而打造健康中国。

早在20世纪90年代初，合理膳食、适当运动、戒烟限酒、心理平衡，就被列为世所公认的四大健康基石。因此，建议我国要把实现国民健康的重点首先放在"治未病"上，教育和科普要放在优先的地位。

我国应全面落实卫计委《全民健康素养促进行动规划（2014—2020年）》，全民普及《健康素养66条》，建立健康知识和技能核心信息发布制度，进一步健全覆盖全市的健康素养和生活方式监测体系。让中国传统健康保健养生观深入人心，从而减少国民生病概率，从而实现减轻医疗负担，缓解看病难，提升国民健康状况、提升国民幸福指数，打造健康中国的目标。

我国应重视及加强产科领域的精准医学研究与应用，降低出生缺陷，有助于从源头上保障母婴健康、防范重大慢性病的流行。因此，大力推广华大基因无创产前基因检测意义重大。我国应尽快将无创产前、宫颈癌基因检测纳入公共卫生服务项目，作为政府医保或财政单独支出，实现针对所有人群的全覆盖。

2. 广泛建立基于"基因检测 + 中医治未病"的社区"精准健康管理"中心

精准健康管理，是在"精准医学"大背景下，以基因检测和中医"治未病"为指导的健康管理新方式。这种融合东方的实践养生与西方的实验医学的健康管理理念、模式、方法，顺应"互联网 + 健康"的趋势，在开放、共享的平台上将更为便捷。

我国应全面打造社区"精准健康管理"中心，树立以健康管理为主轴，作为医改方向，重构社会医保体系为社会健保体系。把对疾病由过去的消极防御（医院治疗为主）转变为积极防御（健康管理为主），或者说将健康重心前移，先从综合大医院前移一部分到社区医院，再进一步前移到健康管理中心。

3. 普及中医九型体质体检

中国工程院院士、中国中医科学院院长、天津中医药大学校长张伯礼说，"医学目的应是发现和发展人的自我健康能力，应从'治病'转为'防病'，而中医自古就提倡治未病，符合现代医学发展的理念和方向，得到了广泛的推崇和社会认可。建议全国各社康中心提供九型体质检测。

二、大力扶持中医药、发展中国特色精准医学

1. 大力发展中医药

我国传统医学蕴含了朴素和深刻的精准医学理念。中国工程院院士、中国医学科学院院长曹雪涛认为：精准医学和我们老祖宗提出的辨证施治、同病不同治，或者是同人不同治的理念是相通的。

在《中医药法》以及国家《中医药发展战略规划纲要（2016—2030年）》的背景下，大力扶持各类名中医，建设名中医院和名中医诊所，

扩大各医院中医科规模，建设中医药特色学院和大学；力争到 2030 年，我国的中医所占比重超过西医，达到 60% 以上，超越国家中医药发展战略规划目标，实现医疗成本大幅度降低，实现我国医疗水平大幅度提升。大力发展以中医药为核心的中国特色精准医学是深圳实现医疗水平跨越式发展和弯道超车的最有效路径。

2. 全面开展中医体质与基因的关联性研究

中医讲究人体有九种体质，从现代科学的角度来看，每个人的体质和自身基因是否有关联？深圳将加强中医药科学研究，依托龙岗区中医院王琦国医大师工作室，联合香港中文大学、华大基因等单位，建设"治未病"基因检测室，开展中医九种体质与基因的关联性研究，从中医体质角度为预防相关疾病提供指导。市科创委、卫计委等相关部门应给予相关研究政策支持。

3. 打造基于大数据和基因检测技术的区域性中药制剂中心

如何让中药制剂更加科学精准一直是中医界的努力方向，我国应运用大数据、基因检测技术等现代科技，深度挖掘、解密偏方、秘方、验方，挖掘一批疗效确切的中医临床名方特色制剂，依托全国各大中医院，建设区域性中药制剂中心，对医院制剂进行质量、规范、标准管理。

三、重视精准医学人才培养和引进

1. 大力扶持各类精准医学研究院，加强国内精准医学专门人才培养

为打造精准医疗的全球领先地位，建议大力扶持国内各类精准医学研究院，为我国精准医学的可持续发展培养人才。依托精准医疗研究院，在国内各大三甲医院陆续开展精准医学继续教育培训，补齐国内各大医院精准医学人才短板。

2. 加大精准医学海外高端人才引进，推动精准医疗领域的创新创业

创新人才和研究团队是精准医疗产业发展的支柱和根基。一方面，要充分利用各种高层次人才计划，培养和造就一批具有国际视野、能够引领精准医学技术发展的高水平领军人才；另一方面，积极开展精准医学领域海外高层次人才引进，注重加强临床治疗以及基础研究——临床研究复合型人才引进，对引进的急需高层次人才给予优先支持。要创新体制机制、优化政策环境、强化保障措施，建设国际一流水平的精准医学研究团队。以优惠政策和激励措施吸引各类高端人才到精准医疗产业进行创新创业。

四、大力推动精准医疗"产学研医"协同发展

1. 筹建以精准医疗为特色的三级综合医院，推动"产学研医"的协同创新

据报道，中国医疗保健国际交流促进会、海上丝绸之路投资基金管理中心、海上丝绸之路医疗控股集团有限公司 2016 年宣布，将采取建设、收购、重组的方式，在三年内完成全国百家精准医疗医院布局。精准医疗特色医院不仅能够加深"产学研医"的协同发展，而且提供了一个更高的实体转化平台，可以让精准医疗科技成果转化真正落地开花。

2. 在全国各大三甲医院全面建立"精准医学中心"，实现精准医学产学研深度融合

我国应依托精准医疗研究院，首先在国内各大三甲医院建立精准

医学中心，全面实施精准医学产学研合作，推广精准医疗门诊，提供高端医疗服务，提升我国医疗水平。建议全市各区的所有三甲医院陆续要将精准医疗列入规划，从检测到诊断，从治疗到康复，逐渐完善精准医疗全流程服务。对重点人群进行癌症及慢性病筛查，做到早诊断早治疗。

3. 成立肿瘤精准医疗协同创新中心，研发并推广肿瘤防治新技术

依托中国医学科学院肿瘤医院、华大基因研究院、深圳区域细胞制备中心等科技资源，成立肿瘤精准医疗协同创新中心，加强肿瘤防治重大医学科技攻关，推动干细胞、血液、骨髓、肿瘤等生物样本库建设，支持生物医药企业、医疗卫生机构发展基因检测、诊断、治疗和细胞治疗等精准医疗技术，研发并推广一批肿瘤防治新技术。

4. 建立精准医疗联盟，建设精准医疗综合服务平台

建设精准医疗综合服务平台，该平台集基因检测、液态活检、细胞免疫治疗等为一体的精准医疗综合服务平台。该平台可助力建设精准医疗创新平台；打造精准医疗协同创新集群；推进精准医疗科技成果转移转化等。

五、设立精准医疗产业园，营造良好产业环境

精准医疗不仅是科学的创新、技术的创新，更主要的是要有一个产业环境。我国目前已经有大量企业涉足精准医疗，如华大基因、华因康基因、乐土基因、碳云智能、海普洛斯、WEGENE、微健康基因、千年基因、博大基因、易基因、基因启示录、裕策生物、蓝图基因、云峰基因、谱元基因、英马诺生物、恒创基因、瑞奥康晨、华汉基因、

斯坦福医学、瀚海基因、核子基因、承启生物、中科基因、因特基因、基因谱、基因家、美音天动等。其中华大基因是全球精准医疗领域的龙头企业，未来具备进入全球五百强的潜力。

产业环境是产业发展的重要基础。建议我国在条件成熟的城市建立精准医疗产业园。东莞松山湖国际精准医学园 2017 年 6 月 10 日正式启动，园区计划建设 15 个重点项目，其中以英国 MRCT 以及德国医谷作为两大支柱企业，吸引产业链上下游企业进驻，形成全产业链集群，产业领域设计医疗器械、体外诊断、创新药物、医疗教育培训及医疗健康服务等，实现精准医疗产业的集聚式发展。

六、制定相关产业扶持政策，完善精准医疗产业链

产业政策也是产业发展的重要基础。我国在精准医疗方面虽已取得一定发展成果，但仍然存在包括创新能力不足、缺乏统一质量标准等问题。我国还没有形成精准医疗上下的产业链和互补的产业生态。国家有关部委应在现有战略新兴产业政策基础上，进一步制定专门的精准医疗相关扶持政策，重大科技产业专项扶持应适当向精准医疗产业倾斜。鼓励新兴产业创投引导基金进入精准医疗产业，推动相关企业做大做强，从而大幅度降低精准医疗成本。

七、围绕基因检测、细胞治疗健康科技优势领域，培育先进医疗设备制造业集群

依托国家基因库、精准医学、生物医学工程等创新领域，利用其领先国际的基因测序、干细胞等生命科学技术，发挥健康大数据的基础支撑作用，推动生命科学与健康领域重点实验室、工程实验室、药

物和医疗器械临床试验基地等创新平台和载体建设。加快推进深圳国家基因检测技术应用示范中心建设，健全基因检测应用示范支撑体系。推动精准医疗技术突破，实现对恶性肿瘤、重大慢性疾病、出生缺陷、罕见病等疾病的精准防治。

八、构建以大数据为基础的精准医疗模式及服务体系

移动互联技术的普及与应用提供了慢病预防与救治的新的方式和手段。从医疗模式的改变来看，未来的医学将从过去的经验医疗，现在的循证医疗，未来发展为基于云端和运算的精准医学。在未来，医生都要与云端建立对话，拿到所需要的数据来进行医疗实践，要靠计算机、数字化来指导医疗实践，这就是医疗模式的巨大改变。中国工程院院士戴尅戎认为，未来医疗将会是 5P 模式，即预测性 predicative、预防性 preventive、个性化 personalized、参与性 participatory 和精准化 precision，未来医学实践将会从处理人们的疾病变为管理人们的健康，实现科学化的健康管理。基于大数据的精准医疗服务体系主要提供精准诊断，精准治疗与精准药物[9]。以大数据为基础的医疗可以为每位患者量身定制治疗方案，通过患者的数据档案和记录，可以提升诊断的精准度，助推医疗模式向精准医学转型。健康数据有助于人们对于健康的认知，也将推动人们的健康需求由传统、单一的医疗治疗型向疾病预防型、保健型和健康促进型转变。此外，"看医生"模式将逐渐转变为"被医生看着"，患者对疾病的了解和掌握更及时，互动更加密切，这样的看病模式相对传统诊疗方式更加实时有效。

参考文献

［1］王陇德.传播健康是提高国民健康水平的治本之策 [N].新华日报，2010-04-29.

［2］陈其广，张南.中药产业应纳入国家安全战略[J].中国经贸导刊，2011（12）：38-40.

［3］邓峰，吕菊红，高建民，安海燕.我国与发达国家医疗资源和卫生费用比较分析 [J].中国卫生经济，2014（2）：91-93.

［4］王琦.中国式的精准医学：九体医学健康计划 [J].中华中医药杂志，2015（10）.

［5］茹丽先，陈宪海.张仲景对病证的定量辨识及精准医疗探析 [J].世界科学技术 – 中医药现代化，2015（10）：2016-2019.

［6］茹丽先，陈宪海.张仲景对病证的定量辨识及精准医疗探析 [J].世界科学技术 – 中医药现代化，2015（10）：3407-3411.

［7］张华，詹启敏.发展精准医学，助力健康中国 [J].疑难病杂志，2016（8）：771-777.

［8］宇博智业.2016-2021 年中国精准医疗市场动态聚焦分析及深度研究咨询报告.

［9］范美玉，陈敏. 基于大数据的精准医疗服务体系研究 [J]. 中国医院管理，2016（1）.

［10］苏暄，戴尅戎. 现代精准医学理念的启示与应用 [J]. 中国医药科学，2016（1）: 1-4.

［11］郑洁，李维. 精准医学的再思考 [J]. 医学信息学杂志，2016(1): 8-18.

［12］周荣易，王娇娇，韩新民. 精准医学与中医学 [J]. 中华中医药学刊，2017（12）.